TRAVAUX DE LA COMMISSION

POUR

L'ASSAINISSEMENT

DES

LOGEMENTS

INSALUBRES.

(Loi du treize avril mil huit cent cinquante.)

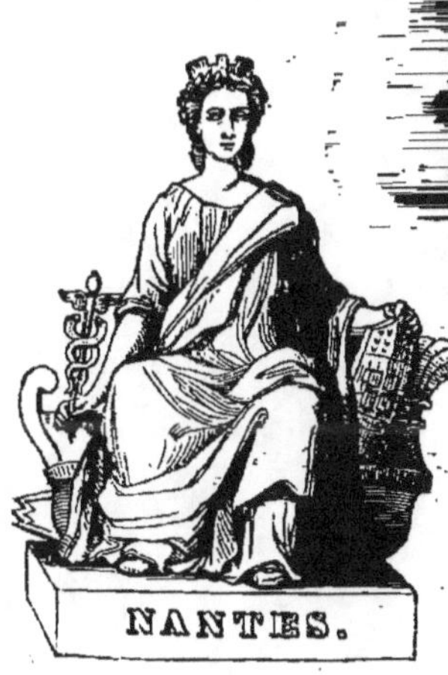

IMPRIMERIE DU COMMERCE, VICTOR MANGIN.

Avril 1852.

COMMISSION

POUR

L'ASSAINISSEMENT

DES

LOGEMENTS

INSALUBRES.

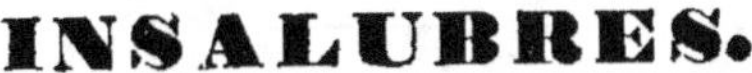

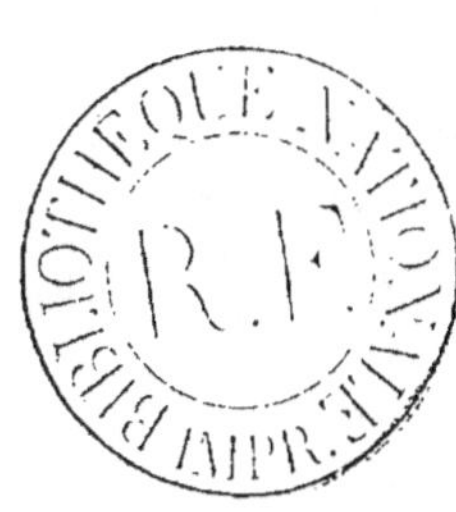

Le Maire de Nantes, *président.*

M. A. Chérot, ancien élève de l'école Polytechnique, manufacturier, membre du Conseil Municipal, *vice-président.*

M. Mahot, docteur-médecin, *secrétaire.*

M. V. de Cornulier, propriétaire, membre du Conseil Général et du Conseil Municipal.

M. Y. Berthault, armateur, membre du Conseil Municipal, juge au Tribunal de Commerce.

M. Mariot, avocat, vice-président du bureau de Bienfaisance.

M. Marion de Beaulieu, général du Génie én retraite.

M. Bobierre, chimiste, vérificateur en chef dés Engrais.

M. V. Forest, membre du Conseil des Prud'homme.

M. Bourgerel, architecte.

NANTES — IMPRIMERIE DU COMMERCE — V. MANGIN.

AVRIL 1852.

COMMISSION

POUR L'ASSAINISSEMENT

DES LOGEMENTS INSALUBRES.

RAPPORT GÉNÉRAL

SUR

L'ENSEMBLE DES TRAVAUX DE LA COMMISSION

Monsieur le Maire,

La commission pour l'assainissement des logements insalubres vient de terminer la visite des six arrondissements de la ville de Nantes. Cette visite, commencée le 5 octobre 1850 et continuée chaque semaine sans interruption, nous a fait pénétrer dans près de deux mille logements pauvres; l'inspection de ces logements nous a donné lieu de vous adresser 556 rapports, s'appliquant à 556 maisons et comprenant 724 cas, pour lesquels la commission a prescrit séparément des mesures d'assainissement. Chacune de ces prescriptions est accompagnée de l'indication des causes d'insalubrité qui ont motivé l'avis de la commission, de manière à permettre à l'administration de fixer les mesures d'assainissement qu'elle croirait préférables à celles que nous avons proposées.

Dans le nombre des logements reconnus insalubres par la commission, 74 l'étaient à un degré tel ou de telle sorte que nous n'avons pas trouvé d'assainissement possible ; nous avons dû vous proposer de déclarer inhabitables ces demeures, où le séjour d'une existence humaine nous a paru n'être qu'un lent suicide.

Les causes d'insalubrité que nous avons constatées, dans les autres peuvent se classer par ordre de fréquence de la manière suivante :

L'excès d'humidité.

L'absence d'air et de lumière.

L'infection.

La malpropreté.

L'exposition aux intempéries.

Pour chacune d'elles, nous avons prescrit les améliorations que comportait la nature des lieux, en les mesurant autant que possible sur la valeur des logements et les ressources des propriétaires, parfois bien près d'être aussi misérables que leurs locataires. Nous pouvons dire que nous avons rencontré rarement chez un propriétaire de la mauvaise volonté à se conformer aux vues de la commission ; mais, trop souvent, une impuissance que nous ne pouvions méconnaître et devant laquelle cependant nous ne pouvions nous arrêter dans l'accomplissement de notre mission. Nous avons dû nous borner à en tenir compte par tous les ménagements que cette mission comportait.

Pour combattre ces diverses causes d'insalubrité nous avons indiqué :

Des cloisons d'isolement en maçonnerie ou des revêtements hydrofuges ; des carrelages ou planchéyages , notamment sous les lits ;

L'agrandissement des ouvertures insuffisantes;

Le percement d'ouvertures nouvelles, propres à établir une ventilation ; des clôtures dans le cas contraire;

La suppression ou l'assainissement des foyers d'infection provenant d'infiltration ou de croupissement d'eaux menagères ou de liquides de fosses d'aisance.

Le plus grand nombre de nos prescriptions n'a pas soulevé d'objections de la part des propriétaires , nous sommes heureux de le reconnaître; notre intervention et nos conseils ont déjà même obtenu l'entière reconstruction de *six maisons* importantes , affectées à loger les ouvriers , et que leurs propriétaires , s'associant à nos observations et au vœu de la loi , se sont décidés à démolir complètement, au lieu de se borner à des réparations partielles.

Le résultat de nos travaux s'est divisé de la manière suivante, dans les six arrondissements de Nantes :

ARRONDISSEMENT.	MAISONS	NOMBRE de RAPPORTS.	LOGEMENTS INHABITABLES.
Premier..........	119	175	29
Deuxième	115	149	9
Troisième	86	98	7
Quatrième........	52	74	14
Cinquième........	96	113	9
Sixième..........	97	115	6
	565	724	74

La loi du 13 avril 1850, sur l'assainissement des logements insalubres, dit, par l'art. 13, que les commissions auront à tenir compte des causes extérieures d'insalubrité, et à proposer les mesures propres à y remédier; et c'est avec raison. Parfois, l'insalubrité générale d'un quartier, par manque d'aération, par défaut d'écoulement des liquides de toute sorte, par une malpropreté permanente, est une cause première de l'insalubrité des logements; d'autres fois, celle-ci tient d'une manière toute particulière au voisinage de foyers d'infection. La commission a donc cru comprendre, dans leur véritable portée, le but de la loi et l'étendue de sa mission, en vous adressant un rapport général sur chaque arrondissement.

Ces rapports, qui vous ont tous été remis successivement, ont été confiés par la commission :

A son vice-président, pour le 1ᵉʳ arrondissement.

A M. le général Marion de Beaulieu, pour le 2ᵐᵉ arrondissement.

A M. Vincent Forest, pour le 3ᵐᵉ arrondissement.

A M. Mariot, pour le 4ᵐᵉ arrondissement.

A M. Bobierre, pour le 5ᵐᵉ arrondissement.

A M. V. de Cornulier, pour le 6ᵐᵉ arrondissement.

Dans chacun d'eux, nous sommes entrés, avec détails, dans l'examen des améliorations hygiéniques qui nous ont paru le plus désirables — et plusieurs urgentes — pour les divers quartiers de la ville de Nantes, les ramenant toutes à quelques grandes divisions principales :

1° La circulation de l'air et de la lumière ; 2° la suppression des causes et des foyers d'infection ; 3° les moyens de combattre la malpropreté sur la personne et celle des logements, qui s'engendrent l'une l'autre

Nous avons étudié consciencieusement les mesures les plus propres à produire des résultats efficaces. — Nous renouvelons ici l'appel que nous avons fait à votre sollicitude à l'égard de ces mesures.

Ainsi, nous avons indiqué les élargissements de rues, où les percements de rues nouvelles, utiles et souvent indispensables à l'assainissement de certains quartiers ; — comme moyen d'y parvenir sans surcharger la caisse communale, nous vous avons soumis celui d'offrir des subventions à la spéculation privée qui entreprendrait ces travaux.

Nous avons signalé l'importance d'une étude approfondie de la voirie souterraine de notre ville. De nombreux égoûts existent sous nos rues ; mais le plan général n'a pu nous en être fourni ; il ne se trouve pas aux archives de la commune ; il en résulte, et nous sommes fondés à l'affirmer, que l'existence de plusieurs d'entr'eux est aujourd'hui à peu près ignorée. Une des mesures les plus efficaces d'assainissement serait cependant l'écoulement régulier des eaux ménagères qui croupissent sur le sol non pavé de cours ou de ruelles et y engendrent des foyers permanents d'infection et de miasmes délétères. La confection de ce plan, qui aurait pour conséquences l'amélioration et l'extension de notre voirie souterraine, nous paraît être, monsieur le Maire, un travail vraiment utile que nous ayons à vous recommander.

Mais, au premier rang, nous avons placé l'amélioration des fosses d'aisance, dans la généralité de la ville. La commission a constaté, dans les quartiers pauvres, un état de choses impossible à soupçonner, impossible à décrire ; il exige des modifications urgentes et énergiques.

Nous nous sommes convaincus qu'une des plus fécondes serait une nouvelle réglementation du système des vidanges, si défectueux à Nantes, pour ne rien dire de plus. — Vous avez bien voulu nous demander un travail spécial sur ce sujet ; la commission en a confié l'étude à trois de ses membres: M. Bobierre, chimiste; M. Bourgerel, architecte, et M. Mariot, jurisconsulte, conseil de la commune ; ce dernier chargé du rapport.

Nous pouvons ajouter, monsieur le Maire, que les mesures par lesquelles vous donneriez satisfaction à nos vues sur ce sujet, auraient des résultats précieux pour l'agriculture. « Ainsi dit M. le vérificateur en chef des engrais, dans un récent rapport au ministre, — tandis que son commerce importe à grands frais des masses d'engrais étrangers, la ville de Nantes laisse perdre annuellement, par la déperdition de ses vidanges, 28,000,000 kilog. de substances fertilisantes, contenant 840,000 kilog. d'azote; or, 840,000 kilog. d'azote peuvent subvenir à la formation de 40,000,000 kilog. de froment ou 45.000,000 kilog. d'orge. »

Enfin, nous avons réclamé et nous réclamons encore la plus prompte et la plus large exécution possible du service d'eau voté par le conseil municipal. Les hauts quartiers et ceux éloignés du fleuve sont trop privés de ce précieux agent de la santé et de la salubrité, l'eau en abondance. Ce sera un bienfait d'une immense portée, dont la munificence de la commune aura doté les classes les plus malheureuses de nos concitoyens; car, à son exécution se rattache la création des bains et lavoirs publics dans les quartiers où ils doivent être le plus utiles.

Quelquefois les habitants font eux-mêmes l'insalubrité

de certains logements, par leur dégradation et leurs habitudes de vie. Sous ce rapport, l'immigration régulière dans notre ville, des populations les plus misérables et les plus démoralisées des campagnes de la Bretagne, est une plaie déplorable. Au nom de la commission, je vous ai adressé, monsieur le Maire, un rapport spécial sur cette question difficile, mais dont il est impossible de ne pas rechercher activement la solution, au double point de vue de l'humanité et de la loi dont nous poursuivons l'application.

La tâche de la commission pourrait être finie. Sa mission était de constater le mal et les moyens d'y remédier ; celle de l'administration de pourvoir à leur exécution. Cette tâche a été longue, pénible, rebutante même; nous avons été soutenus, dans son accomplissement, par la vue de souffrances, de misères nâvrantes, et le désir sincère d'y porter soulagement. Si donc les améliorations que nous avons cherché à introduire dans les logements de tant de malheureux ne sont pas réalisées, nos peines auront été inutiles et la loi n'équivaudra qu'à une lettre morte. La commission a accepté sa mission sans réserve, et avec la ferme volonté de faire produire à la loi le bien qu'elle comportait. Elle est donc prête, monsieur le Maire, à aborder une seconde visite de tous les quartiers de Nantes, pour vérifier l'exécution des prescriptions que vous avez sanctionnées, et rechercher, au besoin, les logements insalubres qui auraient échappé à ses premières investigations.

Mais, nous vous l'avons dit au commencement de ce rapport, nous espérons trouver peu des mesures d'assainissement, indiquées par nous, inexécutées par mauvaise volonté. Un certain nombre peut l'être par l'insuffisance des ressources des propriétaires qu'elles atteignent.— Vous le savez, monsieur le Maire, les plus misérables logements sont occupés par des malheureux qui paient mal et quelquefois ne peuvent pas payer. Ces logements font partie de maisons tout aussi misérables, possédées par des propriétaires nécessiteux, pour qui elles sont souvent une charge. Comment contraindre ceux-ci à des travaux dont ils sont hors d'état de fournir les frais? La bienveillance de la commune nous paraît pouvoir intervenir dans ces cas particuliers.

Dans sa séance du 3 juillet 1849, le Conseil Municipal de Nantes a voté une somme de *dix mille francs*, affectée à l'amélioration des logements d'ouvriers. Nous sommes convaincus qu'avec cette somme on peut faire beaucoup de bien dans la voie que nous indiquons.

Nous vous demanderons donc, monsieur le Maire, d'obtenir du Conseil, qui ne vous la refusera pas, la disposition de ce crédit spécial, et d'autoriser la commission à vous signaler les cas où l'administration pourrait intervenir pour aider à l'exécution de nos prescriptions d'assainissement, ainsi que la mesure dans laquelle il y aurait lieu de le faire pour chacun d'eux.

Cette certitude de voir ses travaux assurés d'un résultat positif, serait pour la commission la plus complète récompense de l'activité et du dévoûment que vous avez bien voulu lui reconnaître.

J'ai l'honneur d'être, avec respect, monsieur le Maire, votre tout dévoué serviteur,

Décembre 1852.

Le vice-président,

A, CHÉROT.

RAPPORT

LE PREMIER ARRONDISSEMENT.

I.

La commission pour l'assainissement des logements insalubres, instituée le 5 octobre 1850, vient d'achever la visite des maisons comprises dans le premier arrondisment de la ville de Nantes. Pour chacun des cas où elle a considéré les prescriptions de la loi du 13 avril 1850 applicables, la commission vous a remis des rapports particuliers constatant l'état d'insalubrité des lieux et indiquant les mesures d'assainissement possibles.

Elle croit utile, en outre, de vous adréser un rapport d'ensemble sur ses travaux par arrondissement, avec le résultat de ses observations, de ses impressions même sur cette grave et intéressante question de l'assainissement des logements de la population pauvre.

Depuis qu'elle a été instituée, la commission a tenu régulièrement deux séances par semaine : l'une, consacrée à la visite des habitations ; l'autre à la discussion des décisions à intervenir et à la rédaction de ses rapports particuliers, qui vous ont été transmis ; pour le 1er arrondissement, 175 prescrivent des mesures d'assainissement, et 29 vous désignent les logements qui en sont l'objet, comme n'étant pas susceptibles d'être assainis, et vous proposent d'en interdire la location à titre d'habitation.

La commission que vous avez formée à Nantes, a compris combien la mission qui lui était confiée était délicate dans ses rapports, d'une part avec la propriété, de l'autre avec les intérêts mêmes des malheureux dont le soulagement est le but de ses travaux, et pour qui le bas prix du loyer est souvent une nécessité dominant toute autre considération. Elle a compris combien cette mission était difficile encore, à raison du caractère général de la loi, qui se borne à dire : *Sont réputés insalubres les logements qui se trouvent dans des conditions de nature à porter atteinte à la vie ou à la santé de leurs habitants.* » et s'en rapporte ensuite à l'appréciation et à la conscience des commissions locales dont elle décrète l'institution.

La commission a cherché à se pénétrer de l'esprit qui a inspiré le législateur, et c'est avec le sentiment de la responsabilité et de la confiance que la loi reposait en elle, qu'elle a pesé toutes ses résolutions.

Lorsqu'elle a cru devoir prononcer l'interdiction d'habitabilité, elle ne l'a fait qu'en présence de faits, de motifs qui lui ont paru décisifs à un haut degré ; quand elle a

dû indiquer des mesures d'assainissement, la même réserve a présidé à ses prescriptions. Souvent elle a pu voir
les moyens de faire bien et s'est contentée de rechercher
ceux d'obtenir un mieux relatif, dans les limites de ce qui
devait être suffisant. En un mot, la commission s'est
toujours proposé de n'être pas moins circonspecte que la
loi, et plus d'une fois elle a pu rencontrer des logements
où il lui était douloureux de voir confinées des existences
humaines, mais qu'elle a considérés comme en dehors
de son action, parce qu'en fait ils n'étaient pas dans des
conditions de nature à porter atteinte à la vie ou à la
santé de leurs habitants.

L'amélioration de cette classe de logements et d'un
grand nombre de ceux sur lesquels nous avons provoqué
votre action, peut se rencontrer dans un autre ordre de
mesures que la commission juge utile de signaler à la
sollicitude de l'administration.

En général, les visites de la commission ont été favo-
rablement accueillies. Elle n'a pas rencontré d'obstacles
chez les propriétaires ; plusieurs même ont paru mettre
de l'empressement à concourir au but qu'elle est chargée
de poursuivre, et quelques-uns, on peut le dire, dans
une large mesure.

Chez les locataires, elle a rencontré plutôt la résignation que tout autre sentiment. Souvent, des voisins,
malheureux eux-mêmes, ont appelé son attention et dirigé
ses investigations sur des logements dont les déplorables
conditions leur inspiraient une juste et véritable commi-
sération, alors que leurs habitants étaient plutôt portés à
les dissimuler par divers sentiments faciles à comprendre.

En définitive, l'intervention active des commissions pour

l'assainissement des logemets insalubres paraît devoir conduire à de bons résultats. Les uns, matériels et immédiats, seront l'amélioration d'un nombre assez notable d'habitations. — D'autres, touchant à l'ordre moral, auront une portée plus étendue ; par exemple, près des propriétaires, celui de ranimer des sentiments d'amour-propre ou de pudeur, qui ne s'éteignent jamais complétement, mais qui s'affaiblissent devant la presque certitude du mystère. Beaucoup, et nous l'avons constaté, reculeront désormais devant la mise au jour de certaines natures de locations, pour lesquelles la confiance d'être à peu près inconnues offrait trop de tentation ou de facilités. — Enfin, un résultat moral aussi, auprès des locataires. L'habitude de la misère engendre celle de la malpropreté sur le corps, dans les vêtements, dans les logements. La conviction que cette misère est cachée, qu'elle est délaissée, amène, on ne peut pas dire une résignation, mais une sorte de prostration désespérée, qui fait que trop de malheureux renoncent à se débattre contre elle et contre ses conséquences hygiéniques. La surveillance des commissions paraît devoir ranimer le sentiment moral quand il n'est pas complétement étouffé. Nous en avons eu pour preuve l'empressement des locataires de cette classe à prendre quelques mesures de propreté dans leurs logements, quand ils avaient pu prévoir la visite de la commission.

A ce sentiment favorable, dont nous avons recueilli les symptômes, et que l'existence permanente des commissions pour l'assainissement des logements insalubres doit vivifier et entretenir, l'administration municipale peut venir considérablement en aide, dans une sphère bien plus étendue que la nôtre , et par des mesures qui ressortent tant de ses attributions spéciales que de l'action du conseil de la commune.

II.

L'insalubrité des logements tient non-seulement à des conditions d'être particulières à chacun d'eux , mais , ainsi que l'a justement prévu la loi du 13 avril 1850 , très-souvent aussi à des causes extérieures et permanentes. La commission a été conduite à reconnaître que la gravité des causes intérieures d'insalubrité était presque toujours en rapport avec celle des causes extérieures. C'est dans les quartiers mal aérés , humides et sales que l'hygiène des logements est la plus négligée. C'est là encore que les mesures partielles d'assainissement auront le moins d'efficacité.

Les causes principales d'insalubrité des logements pauvres , sont :

Le manque d'air et de lumière ;

L'humidité ;

La malpropreté ;

Le voisinage de foyers permanents d'infection et d'exhalaisons délétères ;

Et ces causes peuvent être spéciales et générales.

Dans le premier cas , la commission s'est appliquée à étudier et à indiquer les mesures propres à remédier au mal , telles que l'ouverture de baies de nature à établir des courants d'air et à introduire la lumière; — l'application de revêtements hydrofuges , le creu-

2

sement de tranchées, d'isolement ou le pavage du sol contre l'humidité ; — des blanchîments à la chaux pour purifier l'intérieur ; la dérivation des eaux fétides , etc.

Mais souvent, trop souvent, la commission a été forcée de reconnaître combien ces mesures seraient incomplètes, par le fait même de la disposition du quartier, qui ne permet aucun assainissement efficace, à moins d'être profondément modifiée par des percements et des nivellements convenables. Elle considère donc que c'est compléter sa tâche que de vous signaler, monsieur le Maire, les mesures qu'elle a reconnues pouvoir être les plus propres à combattre ces causes générales d'insalubrité, sur divers points de l'arrondissement qu'elle a visité.

III.

Les foyers d'infection et d'exhalaisons délétères sont malheureusement trop communs dans plusieurs quartiers du 1er arrondissement. Dans ceux du Marchix et de Barbin notamment, l'infection est pour ainsi dire permanente , tant par l'état des fosses d'aisance, que par la stagnation et le croupissement des eaux ménagères sur le sol des cours et des ruelles intérieures.

Les conditions d'établissement des lieux d'aisance sont , en général , déplorables dans toute la ville de Nantes ; mais, dans certains quartiers de cet arrondissement entr'autres , elles sont d'un degré difficile à imaginer. Ils ne sont presque jamais ventilés ; les matières liquides et même solides s'écoulent à peu près

librement en dehors , par l'incurie des dispositions intérieures. Les fosses sont de capacité tout-à-fait insuffisante , le plus souvent inabordables , de sorte que le
voisinage est plus fréquenté que la fosse même. Presque
toujours aussi les lieux d'aisance sont contigus aux
logements du rez-de-chaussée , dont les habitants vivent littéralement dans leurs émanations infectes. Enfin,
ces fosses sont tellement mal construites , que leurs
infiltrations ont corrompu un grand nombre de puits
qui les avoisinent. La commission s'est empressée de
prescrire toutes les améliorations que ce repoussant
état de choses pouvait lui suggérer ; mais elle en re-
connaît à l'avance l'inefficacité , tant qu'une réforme
complète et radicale n'aura pas été introduite. Il ap-
partient à l'autorité municipale d'opérer cette réforme,
et nous appelons toute sa sollicitude sur cette question , dont la solution peut se rencontrer dans l'établissement , à Nantes , d'un système de vidanges perfectionné. Déjà plusieurs villes, Paris , Brest , Amiens ,
ont obtenu des améliorations notables , en imposant aux
vidangeurs l'obligation de désinfecter les matières.

Il importe que des conditions sévères de capacité et
d'imperméabilité soient imposées à la construction des
fosses , et que l'écoulement par les égoûts souterrains
soit supprimé, ainsi que l'a sagement décidé en principe le conseil municipal. L'application du système de
la désinfection dans les vidanges amènera nécessairement de grandes améliorations dans la construction des
fosses mobiles et des appareils où s'opère la séparation des solides et des liquides. La ville de Marseille
vient de réaliser ainsi d'immenses progrès, dont la ville
de Nantes n'a pas moins besoin.

IV.

Des cours et ruelles étroites , encaissées entre des murs élevés , sont généralement l'unique lieu de déversement des eaux ménagères. On les y jette des fenêtres ou on les y conduit par des tuyaux d'évier qui les répandent aux pieds des murs. Là elles croupissent sur le sol non pavé : les matières animales et végétales qu'elles renferment s'y putréfient, et leurs exhalaisons viennent infecter principalement les habitations basses. La commission s'est attachée à combattre cette cause d'insalubrité ; mais l'insuffisance de notre système d'égoûts publics est un obstacle sérieux , dans un grand nombre de cas : la seule ressource est d'écouler les eaux ménagères dans les fosses d'aisance. Une cuvette à la Déparcieux , établie au pied des tuyaux de conduite, préviendra sûrement le refoulement des exhalaisons fétides dans les appartements. Toutefois , la défectuosité si complète des fosses actuelles ne peut manquer d'être un inconvénient grave. Avec les améliorations que nous réclamons dans le système général des fosses d'aisance , ces inconvénients disparaîtront , et l'écoulement des eaux ménagères pourra être assuré.

V.

La malpropreté des habitations et celle du corps et des vêtements sont intimement liées: l'une amène l'autre et elles se perpétuent ensemble. En général, elles sont la plaie des réduits obscurs et mal aérés ; aussi les mesures de blanchîment et autres prescrites par la commission, ne peuvent être qu'un palliatif momentané. Il faut combattre la malpropreté à la fois dans le logement et sur la personne : améliorer l'hygiène corporelle est une mesure de salubrité. Un des moyens est de favoriser les ablutions de toutes sortes et le lavage des vêtements. Pour y parvenir, il faut mettre l'eau en abondance à la disposition de la population pauvre.

Le quartier du Marchix en est très-peu pourvu. La réalisation d'un service d'eau, attendu depuis si longtemps à Nantes, y sera un véritable bienfait ; et si, à l'époque de sa mise en activité, l'administration peut s'entendre avec les usines à vapeur du quartier pour utiliser leurs eaux chaudes en bains et surtout en lavoirs publics, elle y introduira une des plus fécondes mesures d'assainissement. En attendant la réalisation de ces larges améliorations, la commission en verrait une immédiate et qui ne serait pas sans portée, dans l'établissement de pompes à tous les puits publics du quartier, pour y remplacer le système pénible et parfaitement incommode des seaux à cordes.

VI.

Les premiers agents de la salubrité sont l'air et la lumière. Sans air et sans lumière on ne peut combattre sérieusement l'humidité, les infections locales : en un mot, il n'y a point d'assainissement vraiment efficace.

Le premier arrondissement renferme plusieurs quartiers où la salubrité des habitations exige impérieusement des percements de rues nouvelles.

Le côté Sud de la rue du Marchix contient un grand nombre d'habitations dans un état d'insalubrité grave. Les maisons ayant façade sur cette rue ont peu de largeur et beaucoup de profondeur. Elles masquent généralement une longue suite de constructions agglomérées les unes aux autres, et aspectant sur de longues ruelles privées, qui font l'office de cours, bien qu'offrant à peine le passage de deux personnes. Ces ruelles, le plus souvent non pavées, servent de réceptacle, on ne peut pas dire d'écoulement, aux eaux ménagères et même à celles des fosses d'aisance. Les groupes de maisons qui les bordent s'interceptent mutuellement l'air et la lumière : aussi tous les rez-de-chaussée sont obscurs, humides et communément infectés par l'impossibilité d'une ventilation convenable.

Il serait d'une haute utilité de percer ce quartier, en ouvrant une rue de la place Bretagne à la rue de l'Industrie, dans une direction à peu près parallèle à la rue du Moulin. Cette rue ne couperait que des terrains de mince valeur, dont les propriétaires gagneraient considérablement par la plus-value des lisières du nouveau percé.

Le côté Nord de la rue du Marchix est, sur beaucoup de points, aussi entassé, aussi infect, et privé de ventilation et de lumière. La commission s'est trouvée dans la nécessité pénible d'y prononcer l'interdiction d'assez nombreux logements. Elle signale comme une des plus certaines mesures d'assainissement, le percement d'une rue traversant ce massif, de la rue Saint-Similien à la rue des Arts.

La partie Sud de la rue Porte-Neuve, qui fait suite

à la rue du Marchix, réclame cette mesure non moins énergiquement. L'agglomération des maisons y est aussi vicieuse, et de plus, celles-ci s'y trouvent, en divers points, adossées à des jardins d'un niveau supérieur. Ce quartier ne pourra être assaini convenablement que par l'ouverture d'une rue joignant la rue Barrière-de-Couëron, à l'extrémité de la petite rue Brancas, sur la place Viarme.

Le côté Sud de la rue des Hauts-Pavés a de nombreuses maisons appuyées aussi à des jardins, dont le terrain est plus élevé que le sol du rez-de-chaussée, de un mètre à un mètre et demi. Il en résulte une humidité permanente qui, par des temps de pluie, se traduit en véritable inondation de ces logements. La commission considère tout-à-fait nécessaire que les percements qui doivent avoir lieu dans ce quartier, par suite de l'agrandissement du cimetière de Miséricorde, soient combinés de manière à modifier le nivellement de ces terrains et à favoriser l'assèchement.

L'ouverture des rues inscrites au plan de la ville, dans le quartier du bas Bourgneuf, contribuera notablement à son assainissement. Nous les signalons à l'attention de l'administration.

La commission mentionne encore, et par ordre d'importance, l'élargissement de la petite rue du Martray, de celle du Trépied, de la petite rue Brancas, et celle du Vieux-Belair.

Si, par suite de ces percés nouveaux, de nouvelles constructions destinées à loger les ouvriers doivent être élevées dans le quartier, la commission émet unanimement le vœu que l'administration municipale se préocupe sérieusement d'encourager l'édification des maisons aménagées pour cet objet spécial, sur les plans approuvés par elle. Il est évident qu'on peut combiner aujourd'hui des maisons ouvrières offrant à leurs habitants des conditions de commodité et de salubrité peu communes dans les anciennes constructions, et assurant en même temps l'avantage des propriétaires. Mais il faut sortir de la routine, ce qui ne se fait guère sans impulsion. Si l'administration intervenait par un système de primes en faveur des premiers édifices de ce genre, il n'est pas douteux que les résultats financiers qu'ils procureraient par eux-mêmes à leurs propriétaires, ne suffiraient à entrainer promptement les autres dans la même voie. Et cette première conséquence devrait conduire à cette autre : la nécessité, pour tous les propriétaires voisins, d'améliorer convenablement les logements , sous peine de les voir abandonnés.

Enfin, monsieur le Maire, la commission réclame votre puissante intervention pour obtenir du Domaine l'assèchement des parcelles de marais situées sur les deux côtés de la nouvelle chaussée de l'ouche de Versailles; elles sont un foyer permanent d'exhalaisons délétères dans ce malheureux quartier, si décimé lors de nos dernières épidémies.

La commission sait, monsieur le Maire, que la bonne volonté de l'administration ne suffit pas pour réaliser toutes ces améliorations, sans lesquelles les résultats de sa mission ne peuvent être que bien incomplets ; il faut encore le concours chaleureux de nos concitoyens: elle a la confiance qu'il ne vous fera pas défaut.

Nantes, le 11 janvier 1851.

Le vice-président de la commission,

A. CHÉROT.

RAPPORT

SUR

LE CINQUIÈME ARRONDISSEMENT.

I.

Monsieur le Maire,

Le cinquième arrondissement de Nantes, sur lequel la commission des logements insalubres me charge de vous adresser ce rapport, constitue certainement, après ceux où figurent les quartiers du Marchix, de Bourgneuf et des Ponts, l'une des parties de la ville où l'intervention de la sollicitude administrative est la plus désirable et la plus urgente.

Cet arrondissement, dont le relief présente des inégalités extrêmes de niveau, offre une pente considérable à partir de la rue Gigant, son point culminant, qui se trouve à 26 mètres 36 centimètres au-dessus du zéro de l'échelle du pont de la Bourse. Limité à l'Ouest par la campagne, il est borné à l'Est par une ligne frontière qui longe la rue Gigant, la rue Marivaux, une partie de la rue Penthièvre, la place Saint-Louis, la rue de la Verrerie, le quai de la Fosse jusqu'à la Bourse, et remonte par les rues de Guérande et Contrescarpe, pour traverser la place Bretagne, suivre la rue Mercœur et comprendre enfin la place Brancas, la rue Menou, la place Viarme et la rue Miséricorde.

L'étendue considérable de cet arrondissement, la fâcheuse disposition de sa partie voisine du quai de la Fosse, le rang qu'il occupe parmi les moins salubres de Nantes (sa mortalité moyenne étant de 1 sur 39,45 ou 2,53 $\%$, tandis qu'elle n'est que de 1 sur 40,83 ou 2,44 $\%$ dans les portions parfaitement saines de la cité), faisaient un devoir à la commission de scruter avec conscience l'état de choses soumis à son examen. C'est après avoir passé plusieurs journées à cette étude et vous avoir adressé 93 procès-verbaux détaillés ayant l'assainissement ou l'interdiction de logements insalubres pour objet, qu'elle me charge aujourd'hui, Monsieur le maire, d'appeler votre attention sur les conditions générales d'insalubrité du cinquième arrondissement de Nantes et sur les moyens qui lui ont paru propres à y remédier.

Il nous sera facile de prouver que le problême examiné dans ce travail succinct acquiert une gravité plus grande encore, si, concentrant notre attention sur la partie la plus défectueuse de l'arrondissement, nous négligeons les rues parfaitement saines situées à la crète du coteau qu'il occupe, pour nous appesantir sur les cloaques compris dans les petites rues d'Ancin, des Trois-Matelots, des Trois-Barils, les cours Richard et Dubois, et en général tout le pâté plus ou moins sillonné de ruelles irrégulières et humides, compris depuis la rue de Flandres jusqu'à la rue Jean-Jacques-Rousseau. Pour peu qu'on réfléchisse, en effet, à l'analogie que ces insalubres et tortueuses ruelles présentent avec l'agglomération des maisons du Marchix; pour peu que l'on compare les chiffres de mortalité de ce dernier quartier avec celui des lieux sains et aérés de la ville de Nantes (chiffres qui varient de 1/28 pour le Marchix à 1/97 pour le boulevard Delorme), on arrive à cette conclusion : que si l'énorme disproportion dans les décès n'est pas uniquement due aux différences tranchées des conditions de logement, d'aération, de sécheresse et de lumière, elle peut cependant leur être en grande partie attribuée (1).

Nul doute que l'inconduite, suite ordinaire de l'imprévoyance, que les habitudes d'ivrognerie, que la mauvaise observation des lois élémentaires de l'hygiène en matière d'alimentation, n'entrent pour beaucoup dans les causes de mortalité anormale que nous venons de signaler ; mais ce qu'on ne saurait méconnaître non plus, c'est que, s'il est un moyen efficace de remédier à ces vices, auxquels beaucoup d'ouvriers sont adonnés ; c'est que s'il est un remède sérieux à la propension qu'ils

---

(1) On a pu constater des différences de 5 à 10 degrés, accusées par l'hygromètre à cheveux, entre l'atmosphère du boulevard Delorme et celle de plusieurs cours des petites rues débouchant sur la Fosse.

éprouvent à quitter le foyer de la famille pour l'atmosphère du cabaret, c'est sans contredit dans la nature,
dans la bonne disposition, dans la salubrité de l'habitation qu'il faut le rechercher souvent. A cet égard, la
mission des autorités revêt le double caractère d'une
tutelle physique et morale dont la loi sur les logements
insalubres aura largement concouru à faciliter l'exercice.

II.

C'est surtout en examinant le pâté de constructions
dont nous avons parlé plus haut, et qui se développe sur
toute la longueur du quai de la Fosse, depuis la rue de
Flandres jusqu'à la rue J.-J. Rousseau, qu'on se rend
compte des influences immédiates d'une mauvaise circulation de l'air et de la lumière dans les quartiers pauvres.
Aux inconvénients d'une humidité que la stagnation de
l'air rend en effet presque constante pendant six mois
de l'année, toutes les petites rues d'Ancin et des Marins,
des Trois-Matelots, Montaudouine, offrent le désavan-
tage non moins grand d'un pavage défectueux, mal
entretenu, et dont les cavités quelquefois profondes sont,
à certaines époques, autant de foyers d'infection. La
commission, en parcourant ces rues à pic, si favorable-
ment disposées cependant pour un nettoyage naturel par
les eaux pluviales, n'a pu se défendre d'un sentiment
pénible, suffisamment motivé par l'insalubrité de la
plupart des habitations qu'elle y a visitées. Les détritus
de substances végétales jetés sur la voie publique avec les
eaux ménagères, les matières excrémentielles qui y sont
constamment apportées par la population nomade du

port, la déplorable installation, sinon dans beaucoup de cas l'absence de latrines, dans les maisons, constituent un état de choses que la commission a jugé utile de signaler à l'autorité municipale.

Dans la rue des Trois-Matelots, entre autres, les eaux ménagères n'ayant pas de conduit d'écoulement convenablement disposé, forment, en hiver, une surface glissante qui a souvent donné lieu à des chutes dangereuses. Dans l'été, l'inconvénient est d'une autre nature : de grandes cavités rocheuses servent de réceptables à ces eaux, dont la fétidité concourt à rendre insalubres les habitations voisines.

Dans les cours Richard et Dubois, comme dans la cour n° 3 de la rue des Trois-Matelots, la commission a constaté la fâcheuse négligence avec laquelle les matières fécales étaient disséminées sur la voie publique, négligence que la mauvaise installation et le défectueux entretien des latrines contribue puissamment à augmenter, il faut le reconnaître.

De pareils foyers d'infection résultant de ces accumulations anormales de substances putrescibles et du mauvais état d'un pavage dont les voitures n'altèrent cependant pas la planimètrie, existent rue Courtine, sur le derrière des maisons de la rue de la Fosse.

La commission en a également constaté la présence dans la petite ruelle aboutissant de la rue Fourcroy à la rue du Chêne-d'Aaron.

En résumé :

Mauvais entretien du pavage ;

Nettoyage imparfait et insuffisance des latrines ;

Entretien défectueux de la voie publique, où des

détritus animaux et végétaux vicient constamment l'air respirable.

Telles sont les différentes causes qui viennent, pour ce quartier, s'ajouter à l'insalubrité résultant de la disposition naturelle des constructions. La commission, en consignant les résultats de son examen, croit devoir appeler, monsieur le Maire, votre sollicitude éclairée sur la nature mixte des décisions à adopter pour porter remède à un tel état de choses. Quelques-unes des mesures qu'elles aura en effet l'honneur de vous proposer plus bas, sont déjà mises à l'étude ou décrétées par l'administration municipale ; elles ont particulièrement trait à l'assainissement général, au moyen de percés et et de dégagements importants. Les autres répondent plus particulièrement à des nécessités de détail auxquelles il est possible et désirable de donner immédiatement satisfaction.

III.

On a dit avec raison que la propreté était une vertu chrétienne. Il suffit pour s'en convaincre d'examiner la relation intime qui existe entre l'état moral de certains quartiers et le désordre matériel qui les caractérise. C'est surtout dans l'agglomération dont nous étudions l'état général, en ce moment, que cette triste tâche devient facile.

Une population hétérogène, où la misère et la prostitution marchent côte à côte, et dont l'état sanitaire ne paraît satisfaisant que chez la portion nomade et oisive ; des artisans pauvres, payant de modiques loyers, dont la moyenne peut être de 35 fr. et dont le chiffre descend quelque fois à 20 fr. par an : tel est, monsieur le Maire, le spectacle que le quartier compris entre les rues Courtine et d'Ancin a offert à votre commission. Et tandis quelle constatait le triste état d'un cabinet humide et à fleur de sol où une pauvre femme luttait depuis deux années contre la dyssenterie, elle n'apercevait pas sans surprise à sa gauche, dans la même cour humide et à quatre pas de distance, une sorte de petite barraque en bois, haute de deux mètres, dont une séparation horizontale formait litéralement deux chambres. De mauvaises paillasses en constituaient l'unique mobilier, et la débauche en payait le loyer.

Permettez nous, monsieur le Maire, de ne pas insister plus longtemps sur de tels faits, qu'il nous a paru cependant nécessaire de citer, comme raison d'être aux mesures générales que nous avons l'honneur de vous proposer. Apporter en effet la lumière, la ventilation et la propreté dans un quartier, c'est en améliorer l'état intellectuel, et en combattre, partiellement au moins, les habitudes crapuses et immorales.

IV.

Parmi les mesures générales d'assainissement du quartier dont nous venons d'examiner les conditions hygiéniques, la commission s'empresse d'approuver, monsieur le Maire, les projets logiques destinés à favoriser la communication entre la Fosse et la rue Cambronne, et à rendre possible la circulation de l'air et de la lumière au moyen de la prolongation de la rue de l'Héronnière. Par l'exécution de ces deux grandes percées parallèles, dont la première coupera les rues de Flandres et de la Verrerie, et dont la seconde rendra surtout un éminent service à la cité en traversant les rues de Flandres, Courtine, Montaudouine, la cour Richard et la cour Dubois, nul doute qn'on ne réalise un progrès auquel la commission se plaît à rendre un hommage mérité, tout en appelant votre attention, monsieur le Maire, sur quelques mesures auxiliaires dont les mêmes causes nous ont paru légitimer l'expression.

La commission croit devoir signaler à l'administration municipale les avantages qui résulteraient d'un prolongement jusqu'à la Fosse, de la rue des Cadeniers, de manière à établir une large et efficace communication entre la voie qui s'étend, en ligne droite, du bâtiment de la Manutention à la rue de l'Héronnière. Cette percée serait d'autant plus utile dans l'avenir, que les tracés projetés font déjà prolonger jusqu'à la rue Beaumanoir la voie actuellement existante; elle pourrait être réalisée, au surplus, soit par une rue, soit par un large escalier. La commission croit également qu'une prolongation de la rue Lafontaine, mise par suite en communication avec la rue du Chêne-d'Aaron, et qu'un élargissement convenable de la rue Fourcroy sont nécessités par l'épaisseur et la mauvaise aération du massif d'habitations qui est compris entre cette rue étroite et la rue Jean-Jacques Rousseau.

Enfin, la commission ne saurait, monsieur le Maire, terminer l'exposé de ses vœux relatifs à l'amélioration générale et à venir du 5ᵉ arrondissement de Nantes, sans appeler votre attention sur les bons effets que pourrait produire, au double point de vue de l'hygiène publique et de la circulation, une percée longitudinale s'étendant paralèllement à la Fosse, entre la rue Jean-Jacques et le prolongement proposé de la rue des Cadeniers.

Telles sont, monsieur le Maire, les principales dispositions de tracé qu'il a paru utile à la commission des logements insalubres de signaler à votre sollicitude. Les mesures de détail et d'immédiate application nous ont paru devoir en être séparées: nous allons avoir l'honneur de vous les exposer dans le paragraphe suivant.

V.

Ainsi que nous l'avons dit plus haut, l'insalubrité naturelle résultant de la vicieuse construction du quartier de la Fosse, est notablement augmentée par le mauvais état de son pavage, L'état détestable des latrines et l'absence d'égoûts convenables y causent, d'autre part, l'accumulation, sur la voie publique, d'immondices de toutes sortes: c'est assez dire qu'un entretien plus convenable du pavage et qu'un nettoyage mieux surveillé des cours de ce quartier, sont impérieusement nécessaires à son amélioration.

La visite fréquente des latrines actuelles, l'obligation d'en placer dans les maisons qui en sont dépourvues, auront un effet favorable sur la propreté de la voie publique et des cours adjacentes. La commission verrait également des avantages à ce que des urinoirs fussent disposés à des distances assez rapprochées et à l'entrée des différentes rues qui débouchent sur la Fosse, celles-ci servant trop souvent de réceptacles à des substances nuisibles par les miasmes auxquelles leur décomposition donne lieu.

Enfin, la commission signale à l'attention de l'administration municipale la nécessité de faire paver la petite place de la Verrerie, sur le sol de laquelle le déversement des liquides des écuries voisines donne souvent lieu à des cloaques incommodes et nuisibles.

VI.

Nous ne saurions, monsieur le Maire, terminer ce rapport sur l'un des arrondissements de Nantes qui demandent les plus grandes améliorations de salubrité publique et privée, sans appeler de nouveau votre attention la plus sérieuse sur l'importance, pour la ville, d'un arrêté relatif aux vidanges, et en rapport avec l'ensemble des découvertes de la science eu égard à cette industrie.

La ville de Nantes laisse perdre annuellement 28,000,000 de kilogrammes de substances fertilisantes qui devraient retourner au sol dont elles ont été tirées, et qui se déversent, par les *toucs*, dans le fleuve dont elles corrompent les eaux. Si, d'un côté, un tel abus a lieu au détriment de l'agriculture et de la qualité des eaux du fleuve, d'autre part, la fâcheuse latitude donnée aux vidangeurs de Nantes, de pratiquer leurs opérations avec un matériel insuffisant et barbare, est cause de ces émanations sulfureuses qui corrompent l'atmosphère pendant les opérations de vidanges quotidiennement effectuées.

La dépertition, par les *toucs*, d'une substance précieuse pour l'agriculture, est de notoriété publique. La barbarie avec laquelle opèrent les vidangeurs de Nantes est suffisamment appréciable par les gaz infects qui s'échappent de leurs appareils. Enfin , des expériences nombreuses ont permis, au rédacteur de ce rapport, de constater la différence fâcheuse qui existe entre la qualité de l'eau du fleuve pris en amont ou en aval de la ville. A ces divers points de vue , il y a donc lieu de pratiquer une réforme utile dans la législation municipale qui règle l'industrie de la vidange à Nantes.

Mais les inconvénients que nous venons de signaler ne sont pas les seuls sur la nature desquels nous ayons, monsieur le Maire, à appeler l'attention de votre administration.

Il est facile de comprendre, en effet, que le réseau de *toucs* qui met l'atmosphère des lieux habités en communication avec une masse incessamment remuée de matières fécales, —masse dont les vents contraires font très-souvent refluer les gaz vers le point de départ , — soit, pour l'intérieur des maisons de Nantes, une cause d'infection qui frappe généralement les étrangers. C'est assez dire qu'au point de vue du mode de conservation des matières comme à celui de leur extraction , tout soit encore à faire dans notre ville.

Dans un précédent rapport, M. Chérot, vice-président de la commission des logements insalubres, a signalé ce fait, et formulé les vœux de la commision relativement à la nécessité : *1° D'encourager l'exploitation des systêmes ayant la désinfection et l'enlèvement perfectionné des matières pour but ; 2° D'imposer à la construction des fosses fixes, et, par une intelligente surveillance, des conditions sérieuses d'imperméabilité; 3° Enfin de pratiquer une réforme de la vidange, basée sur les faits reconnus dans plusieurs villes importantes.*

Appuyant son opinion à cet égard sur des documents nombreux et incontestables, et notamment sur les arrêtés pris à Brest, à Marseille, à Bordeaux, à Amiens et dans plusieurs autres localités, la commission ne peut donc que persévérer dans la direction d'idées déjà consignée dans le rapport de M. Chérot, et demander comme un progrès facilement réalisable :

1° L'imperméabilité parfaite des fosses fixes ;

2° L'obligation de substituer aux toues, pour les nouvelles constructions, des fosses mobiles, ou des fosses fixes convenablement construites ;

3° La défense formelle de mettre des fosses fixes en communication avec les ruisseaux de la voie publique ;

4° L'obligation, pour les vidangeurs, de justifier d'un matériel convenable et conforme à un modèle déposé à la mairie ;

5° L'obligation de désinfecter les matières (1).

Il est bien entendu qu'en formulant ces vœux, la commission des logements insalubres n'entend point se prononcer d'une manière absolue sur la valeur comparative des fosses mobiles, des fosses fixes ou des différents appareils désinfectants dont l'industrie s'est enrichie depuis quelques années. La seule chose qu'elle tienne à constater,

---

(1) Consulter à cet égard les arrêtés municipaux en date du 19 mai 1849 (Marseille) ;

Du 31 août 1846 (Bordeaux) ;

Du 20 novembre 1847 (Bordeaux) ;

Du 30 novembre 1848 (Amiens) ;

Du 12 décembre 1849 (Paris).

c'est l'impérieuse nécessité de supprimer peu à peu la déperdition des substances fertilisantes, et d'exiger l'imperméabilité des fosses fixes, lorsqu'on juge convenable d'en construire.

Ajoutons, du reste, en terminant, que les nombreux et remarquables progrès réalisés, depuis quelques années, dans l'opération de la vidange, et dont on peut se faire une idée parfaitement précise en consultant le consciencieux travail de M. Ernest Vincent (2), établissent d'une manière irrécusable la supériorité des appareils mobiles et désinfectants sur les systèmes consacrés par les arrêtés de police, depuis le roi Jean (1348) jusqu'à nos jours.

ADOLPHE BOBIERRE.

----

(2) Bulletin de la Société d'Encouragement (novembre 1847).

RAPPORT

SUR

LE QUATRIÈME ARRONDISSEMENT.

Monsieur le Maire,

Dans son rapport spécial, après la visite du premier canton, la commission s'est attachée à signaler les causes générales d'insalubrité des logements visités. Pour chaque canton, les causes générales et les moyens curatifs à indiquer seront les mêmes; nous n'aurons donc à signaler, à l'avenir, que ce qui nous paraîtra spécial à chaque quartier que nous aurons à examiner. Cependant, plus nous avançons dans nos travaux, plus nous pouvons nous convaincre que le mode de construction des lieux d'aisance est une des plus grandes causes d'infection, soit que les matières s'écoulent par des conduits souterrains jusqu'à la rivière, soit qu'elles soient dirigées dans des fosses spéciales. Sans doute, l'administration municipale aura des obstacles à vaincre pour obtenir un changement général dans la disposition des constructions existantes ; les habitudes, passées jusque dans les anciens réglements locaux, ne pourront peut-être pas disparaître tout-à-coup, sans que des intérêts privés soient froissés ; mais l'emploi des fosses mobiles et des nouveaux moyens de désinfection nous paraissent devoir faciliter considérablement la suppression de ce que nous regardons comme une des plus grandes causes d'insalubrité, surtout pour les logements inférieurs, ne recevant d'air que par des cours, toujours peu spacieuses.

Si jusqu'ici divers essais sont demeurés sans résultat, nous espérons qu'avec le concours ou l'appui de l'autorité supérieure, l'administration municipale obtiendra les plus grands avantages de toutes mesures propres :

1° A faire disparaître les fosses mal construites, qui, en laissant s'opérer l'infiltration de matières liquides à travers le sol, outre les miasmes délétères qu'elles occasionent, ont encore infecté presque tous les puits anciens, dont les eaux, entièrement impropres aux usages journaliers, ne peuvent être employées qu'à des lavages grossiers.

2° A assurer la suppression de l'écoulement des matières fécales, par les toucs ou égoûts, dans la Loire et le canal.

Privés d'eau de fontaine ou de puits, propre à l'alimentation, les cent mille habitants de Nantes sont obligés de recourir aux eaux du fleuve, pour tous les besoins de chaque jour.

Combien n'importe-t-il pas que ces eaux soient pré-servées , autant que possible , de toute cause de dé-térioration , et maintenues à l'état où elles se trouvent en amont de la ville !

Si dès aujourd'hui toutes les immondices de toute nature ne peuvent être rejetées complétement vers la partie inférieure du fleuve, dans la traverse de Nantes, au moins nous paraît-il indispensable d'en préserver les eaux du canal Saint-Félix, jusqu'à la tête de l'île Feydeau, puisque dans ce bras se trouvent les établissements d'eau filtrée, fournissant aux besoins de toute la ville, et que là aussi peuvent et doivent être contraints d'aller pren-dre leurs eaux , ceux qui en colportent dans les di-vers quartiers. Des mesures de police et quelques travaux, s'il est besoin, pour arriver à ce but si dési-rable, nous paraissent indispensables et urgents.

Le quatrième canton est dans des conditions d'aération généralement bonnes. Le voisinage de la Loire et des prairies, en lui présentant un grand avantage sous ce rapport, par contre occasione, à la suite des inondations à peu près périodiques, de nombreuses causes d'insalu-brité, surtout et toujours pour les logements inférieurs.

Dans l'île Feydeau nous appellerons tout spécialement l'attention de l'administration sur la Poissonnerie. Sa construction actuelle est déplorable.

Le renouvellement de l'air y est rendu presque impos-sible, par la clôture semi-circulaire en planches, inter-rompue seulement à l'emplacement des portes, insuffi-santes par leur nombre et leurs petites dimensions, même pour la libre entrée et sortie des individus.

Le pavage en pavés ordinaires, souvent mal joints et

de mauvais échantillon, permet l'infiltration des eaux chargées de matières animales, à travers les sables du sous-sol. De là un foyer permanent d'infection, surtout l'été, danger encore aggravé par l'absence de tout service d'eau. Point de pompes, point de bassins ; l'eau est puisée à grand peine et assez loin au bas de la cale, aussi n'en est il fait qu'un usage bien insuffisant. A l'extérieur de la Poissonnerie, dans la clôture en planches, formant double et triple cloisons semi-circulaires, se trouvent de petits magasins hermétiquement fermés, dans lesquels sont conservés tous les vases et ustensiles à l'usage du commerce du poisson, peut-être et probablement le poisson lui-même, jusqu'au prochain marché, quand il est resté invendu. A l'air libre le danger serait moins grand ; mais dans un très petit espace, complètement clos, l'infection est permanente.

Au moment où l'administration municipale s'occupe d'un projet de construction d'une nouvelle Poissonnerie, nous ne saurions trop insister pour rappeler combien il est nécessaire qu'elle soit toujours complètement aérée, que ses clôtures soient à claire-voies, ou disposées de manière à ne jamais porter obstacle à la libre circulation de l'air dans toutes ses parties ; que les tables soient en marbre, ou toute autre matière qui ne s'imprègne pas, plus ou moins facilement, de liquides chargés de matières animales.

Le service d'eau doit y être abondant et facile : chaque marchande doit s'en procurer sans peine et sans frais en quantité suffisante, à l'aide de robinets ou autrement, sans quoi, l'intérêt ou l'incurie empêcheront d'en user aussi abondamment qu'il serait nécessaire.

Au lieu d'un pavage brut, il nous paraît indispensable d'établir un dallage général, avec caniveaux, pour conduire facilement et promptement les eaux aux points d'écoulement, qui devront être très rapprochés les uns des autres, et aboutir à un conduit souterrain qui emportera tout à la rivière, par une rampe assez rapide pour empêcher les matières contenues dans les eaux d'y séjourner. Si le projet de construction nouvelle ne se réalisait pas promptement, il nous paraît indispensable d'aménager le local actuel conformément à ces dispositions.

Les rues haute et basse Saulzaye, inhabitées aujourd'hui, sont de plusieurs mètres en contre-bas des quais et rues voisines. Tous les ans elles sont inondées plus ou moins longtemps, ainsi que les bâtiments qui les bordent. Leur peu de largeur et la hauteur des maisons contribuent à y entretenir une humidité constante, cause certaine d'insalubrité. Leur remblai au niveau de la rue Bon-Secours ou des rues voisines serait une bonne mesure; il en est de même, quoique à un dégré moindre, des parties inférieures de la rue Kervégan et du quai Duguay-Trouin. Il serait aussi fort désirable que les propriétaires élevassent, au-dessus des inondations ordinaires, le sol des chambres et boutiques, aujourd'hui en contre-bas du nivellement adopté pour les quais par l'administration. Chaque année, ces logements inondés sont insalubres plusieurs mois après la retraite des eaux.

Pour le quartier de la Magdeleine, sans entrer dans de grand détails, nous devons rappeler à l'administration les nombreuses et si sages réclamations du conseil de salubrité, et du conseil de santé des hospices, sur les dangers, incessants pour la santé publique, de l'existence du foyer permanent d'infection produit par l'accumulation d'eaux stagnantes dans la partie inférieure de la prairie parallèle à la rue des Olivettes. Ou il n'existe pas de toucs d'écoulement pour les eaux réunies des divers points dans cette partie basse de la prairie, ou ils sont insuffisants. Les miasmes développés par les chaleurs sont d'autant plus pernicieux dans ce quartier populeux. que l'absence de voies d'écoulement pour les eaux ménagères, ou matières fécales (il n'existe pas de fosses convenables), les a fait diriger en partie, par les propriétaires, vers cette partie de la prairie qui, formant cuvette, devient le réceptacle sans écoulement de toutes les immondices. Un moyen d'écoulement permanent est indispensable et urgent.

L'îlot compris entre les rues des Olivettes et Marmontel, chaussée de la Magdeleine et quai de la Maison-Rouge, n'a aucun moyen de ventilation de l'Ouest à l'Est. Cependant, quant, à la suite de la vente des terrains des hospices, bordant la chaussée, il s'élèvera des constructions à l'Ouest, la circulation de l'air, devenue plus nécessaire, sera d'autant plus difficile. La cour Douard, déjà ouverte et large à son extrémité orientale, les rues Perraudet et Pelisson, dans les mêmes conditions, rempliraient ce but, si elles étaient prolongées jusqu'à la chaussée de la Magdeleine avec une largeur convenable ; il faudrait également ménager des rues à l'Ouest de cette chaussée, quand on bâtira de ce côté. Le prolongement de la rue Sanlecque, de la rue Marmontel au quai de la Maison-Rouge, compléterait l'aération de ce quartier.

Comme les rues Saulzaye, la cour Douard forme cuvette, d'où les eaux de toute nature ne peuvent plus sortir que par infiltration. Cependant, cette cour ou rue, si étroite, est habitée, même aux étages inférieurs. Il paraît d'autant plus urgent de remblayer la partie basse, voisine de la chaussée de la Magdeleine, que les lieux d'aisance du quartier n'ont généralement ni fosses bien construites, ni toucs conduisant les eaux ménagères ou matières de toutes sortes à la Loire.

Tout est dirigé et arrive sous les anciennes arches comblées de la chaussée, où, agglomérées, les matières, pénétrant peu à peu à travers les remblais, arrivent déjà jusqu'à la surface et se déversent en partie par infiltration continue vers l'Ouest, jusque sur la prairie de l'Hôtel-Dieu. Nous croyons indispensable d'appeler promptement l'attention de M. le Préfet sur ces conséquences des remblais effectués sous ces arches, depuis peu d'années. Si antérieurement des matières s'y dirigeaient, au moins la ventilation sous les arches en rendait les effets moins délétères. Aujourd'hui, ce foyer d'infection permanent répand dans l'air des miasmes pestilentiels, et cela aux portes de l'Hôtel-Dieu. On ne saurait trop tôt remédier à un mal si grave.

Déjà on a commencé à remblayer la boire de Biesse. Afin d'éviter l'inconvénient signalé pour la chaussée de la Magdeleine, il sera nécessaire de construire un touc pour l'écoulement à la Loire des eaux ménagères qui s'écoulaient dans l'ancien bras.

Les mêmes travaux, déjà exécutés en partie, seraient nécessaires pour achever de combler l'ancienne boire, ou douve, partant de la prairie de l'Hôtel-Dieu, et se dirigeant derrière les maisons Lafond et Deurbroucq, toujours en ménageant l'écoulement des eaux aujourd'hui stagnantes.

A l'Orient, et parallélement à la rue Dos-d'Ane, se trouve une large douve à quelques mètres des maisons ; aux basses eaux, de son fonds bourbeux, réceptacle des immondices de tout le quartier, il se dégage des miasmes infects. Son remblais avec les mêmes précautions nous paraît nécessaire.

Pour la prairie au Duc, quartier nouveau, appelé à voir s'élever de nombreuses et prochaines constructions, il serait bien utile de classer dès maintenant, comme voie publique, depuis la Loire, en aval, jusqu'à la rue de Biesse, où elle viendrait déboucher, la grande rue existant déjà à l'état de chemin, presque dans toute la longueur. Les terrains, aujourd'hui à un prix peu élevé, permettraient, avec le concours des propriétaires riverains, de porter à 15 mètres la largeur de cette longue artère si importante, dans un temps prochain.

Son ouverture sur la rue de Biesse, et un autre percé vers le milieu de l'îlot, côté Est de la même rue, donneraient immédiatement une aération convenable.

A l'occasion des rues que nous croyons utile d'ouvrir pour l'assainissement de certains quartiers, il n'est peut-être pas superflu de rappeler que nos observations ont pour seul but d'indiquer à l'administration des projets sur lesquels elle pourrait appeler l'attention des propriétaires voisins ; chercher à les réunir dans un intérêt commun, résultant pour eux de la valeur nouvelle à donner à leurs propriétés, et les aider au

besoin pour obtenir l'assainissement de quartiers populeux. Ce ne sont point des projets étudiés au point
de vue du plan général de la ville, ou financier ; mais
seulement de la salubrité des logements. C'est donc à
l'administration à compléter les études sous les autres
rapports, à modifier au besoin nos idées suivant les
exigences ; mais nous sommes convaincus que les propriétaires sentant, comme nous, l'avantage de mul-
tiplier les communications dans les quartiers mal percés,
demanderont peu de sacrifices à l'administration. Son
adhésion et son concours à des projets utiles, une fois
connus, l'intérêt privé portera toujours les propriétaires à se réunir dans un intérêt commun.

Dans les quartiers neufs, comme dans les quartiers
anciens, nous pensons qu'il serait bien utile de mettre en
rapport la hauteur des maisons et la largeur des rues.
Si la lumière et l'aération sont incontestablement des conditions importantes de la salubrité des logements, il faut
autant que possible les leur assurer. Dans une grande
agglomération de population, les rues devraient avoir au
moins douze mètres de largeur, et encore les étages inférieurs seraient ils privés souvent des rayons du soleil,
partout où les maisons seront élevées à la hauteur de
celles de nos principales rues. De même qu'à Paris, nous
solliciterions de l'administration des réglements fixant la
limite de hauteur des maisons suivant la largeur des
rues, surtout dans les quartiers nouveaux, où il n'y a point
à détruire des droits acquis.

En terminant nos observations générales sur le quatrième canton, permettez-nous, monsieur le Maire, de
vous rappeler que le quartier des Ponts a de nombreuses

usines mues par la vapeur. Sa population ouvrière, si nombreuse, utilise autant qu'elle le peut les eaux chaudes sortant de ces usines, avec l'assentiment des propriétaires. Mais aujourd'hui il s'en perd une quantité, faute de récipients. Des lavoirs publics, faciles à construire, pourraient être établis à peu de frais pour recevoir toutes ces eaux. Là, la population ouvrière trouverait des moyens de blanchissage faciles et peu coûteux. Aujourd'hui, le prix élevé des matières nécessaires, oblige une portion nombreuse de cette population à se contenter des eaux froides de la Loire, pour son blanchissage ordinaire , nécessairement bien imparfait.

Combien la santé des malheureux n'aurait-elle pas à gagner si, grâce à la sollicitude et au concours de l'administration, elle pouvait, dès aujourd'hui, obtenir sans frais un bon blanchissage, et, dans un temps plus éloigné, la possibilité d'user de bains chauds gratuits ou à un prix modique !

Nantes, 13 mars 1851.

A. MARIOT.

RAPPORT

SUR

LE SIXIÈME ARRONDISSEMENT.

Monsieur le Maire ,

La commission des logements insalubres vient de terminer la visite du 6me arrondissement, et elle a l'honneur de vous adresser son rapport sur les observations générales que l'intérêt de sa salubrité lui a suggérées et qu'elle soumet à votre appréciation.

Les rapports concernant seulement les propriétaires et prescrivant différentes réparations ou mesures d'assainissement , sont au nombre de *cent quinze* ; ceux relatifs aux logements qu'elle a trouvés dans une situation telle, que la santé et même la vie des locataires pouvaient être compromises et qu'elle a jugés inhabitables, se sont élevés au chiffre de *six*.

De même que dans les autres cantons qu'elle a déjà

4

explorés, elle a été accueillie avec empressement par toutes les personnes chez qui elle s'est présentée, ce qui lui a donné une nouvelle preuve que la pensée qui a présidé à la loi du 13 avril 1850, était parfaitement comprise par les populations pauvres, et que vous devez vous féliciter, monsieur le Maire, de l'avoir mise immédiatement en voie d'exécution.

La commission, en vous soumettant ses rapports sur les réparations qu'elle jugeait nécessaires pour l'amélioration des logements qu'elle trouvait dans de mauvaises conditions de salubrité, a continué à agir avec discrétion à l'égard des propriétaires, et n'a exprimé que les demandes qui lui paraissaient indispensables, pour les rendre habitables sans danger.

Elle a été sobre d'interdictions et n'en a fait que lorsqu'elle y était forcée, en ne voyant aucun moyen d'améliorer ni d'assainir ces lieux dont la vue révolte le cœur, et où ce serait une honte pour l'humanité de laisser séjourner plus longtemps de malheureux concitoyens, qu'une extrême pauvreté a pu seule déterminer à y chercher un refuge.

En un mot, elle s'est émue pour ce canton des mêmes pensées et des mêmes sentiments que, dans son excellent rapport sur le premier, M. Chérot, son vice-président, vous a dépeints d'une manière si claire et si juste; aussi, monsieur le Maire, ne vous les répétera-t-elle pas, elle veut seulement vous mettre sous les yeux les différentes améliorations qu'elle a jugé nécessaires pour sa salubrité.

LAVOIRS PUBLICS.

Elle commencera par vous signaler qu'elle a vu avec

plaisir, qu'avant que des lavoirs publics fussent établis, comme l'a décidé en principe le Conseil Municipal, déjà sur le quai d'Aiguillon, en face de la Minoterie de MM. Thébaud frères , des familles pauvres profitaient des eaux chaudes qui sortaient de leur usines et qui, avant que de se déverser dans la Loire, s'arrêtent dans un trou de 5 à 6 mètres de circonférence, qui leur sert provisoirement de lavoir. Les femmes que la commission y trouva occupées, lui manifestèrent hautement la satisfaction qu'elles en éprouvaient et leur reconnaissance pour le servicé que leur rendaient MM. Thébaud. Elle a pu, par ce simple fait , apprécier tout le parti que l'on pourra tirer de ces eaux chaudes sortant d'autres établissements mûs par la vapeur, et ne peut que vous encourager à poursuivre la pensée d'établir ces lavoirs partout où se présenteront des conditions favorables. Ce sera d'un immense avantage pour les classes pauvres, qui pourront, à peu de frais, satisfaire aux besoins de la propreté. Elle a pensé en outre que ces eaux pourraient être utilisées de deux manières, en les dirigeant dans deux compartiments séparés : l'un destiné au blanchissage, l'autre servant comme de fontaine où l'on viendrait les prendre pour les transporter dans les habitations, où elles serviraient aux besoins journaliers des ménages, qui auraient ainsi de l'eau chaude à toute heure de la journée. Ce serait pour eux une source d'économie, en même temps qu'un moyen de propreté.

MAISONS OUVRIÈRES.

La commission s'empresse également de vous faire connaître que, sur la place Sainte-Anne, elle a visité avec attention et intérêt une maison bâtie nouvellement par M. Hubans (serrurier); cette maison peut servir de modèle pour celles dites ouvrières : les chambres sont spacieuses, élevées d'étage, bien claires et aérées, indépendantes les unes des autres, ayant toutes des cheminées et éviers, et desservies par un vaste corridor commun, avec un escalier en pierre dans des conditions convenables de largeur et de clarté; elle regrette seulement que les cloisons soient en briques debout au lieu d'être en briques de champ; elles y gagneraient sous le rapport de la solidité, les apppartements seraient plus chauds et plus sourds, et sous ce dernier point de vue, il y aurait avantage pour la moralité. Elle a aussi remarqué que les lieux d'aisance n'étaient pas convenablement disposés. Il y aurait moyen d'obvier aux inconvénients qu'ils présentent en les plaçant soit à l'extérieur, soit dans des parties retirées du centre de l'habitation. Les prix de ces logements lui ont paru modérés, 45 francs par an pour chaque chambre. Cette maison est tenue proprement sous la surveillance d'un concierge. Il serait à désirer que soit par des primes, soit par d'autres avantages, vous puissiez encourager ces sortes d'établissements, dont la dépense deviendrait moins considérable, en les portant dans des lieux sains et aérés, éloignés du centre intérieur de la ville ; ainsi se détruiraient peu à peu ces bouges infects et hideux où le pauvre est obligé de chercher un abri, faute de trouver un logement qui ne soit pas à des prix trop élevés. La commission espère que, comme elle, vous sentirez l'utilité de ces établissements et que vous voudrez bien employer toute votre sollicitude pour en favoriser la construction.

QUARTIER DE CAVALERIE.

En parcourant la rue de l'Entrepôt, elle a voulu aussi s'assurer de l'état sanitaire du quartier de cavalerie; car la santé de nos soldats exigeait également tout son intérêt. Elle a vu avec regret que l'état où se trouvent les lieux d'aisance laisse beaucoup à désirer ; il est nécessaire que les fosses soient refaites, dans une proportion de grandeur convenable à leur destination, couvertes et de manière à ce que l'écoulement des matières n'ait pas lieu dans la Chézine, dont les eaux se trouvent ainsi corrompues, surtout pendant l'été, et occasionent des émanations délétères, nuisibles à toutes les habitations situées sur les bords de ce ruisseau, dont le courant n'existe qu'une partie de l'année.

PLACE DE LA CHAUSSÉE DE L'ENTREPOT.

Elle vous recommande aussi le remblaiement de l'excavation qui existe encore sur la place de la Chaussée de l'Entrepôt. Lorsque les eaux de la Chézine se retirent après une inondation, il en reste une partie qui, se trouvant dans un fond plus bas que celui du ruisseau, y croupissent, et, pendant les chaleurs, répandent dans les environs des odeurs infectes et dangereuses. La commission pense que ce travail est d'une nécessité immédiate; elle s'est assurée que vous trouverez près de MM. Serpette et Lourmand, qui ont établi près de là une manufacture de savonnerie, un utile concours ; ils mettront à votre disposition les résidus de soude sortant de leur fabrique, ainsi que les débris de matériaux dont ils pourront disposer ; ces messieurs en ont déjà pris l'initiative en y déposant toutes les matières inertes dont ils peuvent disposer. Ce remblaiement exigeant peut-être un **travail prolongé**, la commission demanderait que l'on procédât tout d'abord par établir le long de ce ruisseau une digue assez élevée pour préserver le reste de l'excavation de toute inondation jusqu'à son entier comblement. Ce nivellement aurait encore l'avantage de terminer la plate-forme de cette ancien marais qui sert de champ de manœuvre aux escadrons de cavalerie, et qui peut être plus tard appelé à l'embellissement de cette partie de la ville.

PERCEMENT D'UNE RUE ENTRE CELLES DE L'HERMITAGE ET DU ROI-BACQ.

En visitant les rues de l'Hermitage et du Roi-Baco, la commission a reconnu que, pour l'avantage de la salubrité, auquel même se joindrait celui d'un intérêt commercial, il serait utile qu'une large percée directe fût faite entre ces deux rues, avec prolongement jusqu'à celle des Grands-Jardins, en passant par les ruelles dites cour Porcher et cour Drouin. Ces ruelles, bordées de misérables maisons de peu de valeur, sont étroites, sinueuses, l'air y pénètre à peine, les eaux pluviales auxquelles se mêlent les eaux ménagères et toutes les immondices de lieux où règne la malpropreté, y forment des cloaques presque permanents, et rend fort difficile toute mesure d'assainissement, ainsi que de surveillance morale. Cette ouverture serait d'un immense avantage pour ce quartier populeux, à qui elle donnerait un débouché de plus, et le dégagerait de ces bouges infects qui la plupart du temps servent de retraite à des gens sans aveu ou à cette foule de bas-bretons qui de plus en plus inondent notre cité et en deviennent une véritable plaie, comme elle a eu l'honneur de vous le faire connaître dans un rapport spécial.

RÉPARATIONS D'ESCALIERS PUBLICS.

L'escalier de la ruelle du Roi-Baco exige de promptes réparations; il est dans un état de dégradation tel, qu'on ne peut le descendre qu'avec précaution, ses marches se trouvant toutes usées, inclinées et disjointes les unes des autres; l'eau qui coule dessus presque constamment, est une des causes principales de sa détérioration, et dans les temps de gelée en rend le passage dangereux; aussi la commission vous propose-t-elle de le faire réparer entièrement à neuf, en ayant soin qu'on pratique dessous un aqueduc souterrain qui emporterait toutes les eaux, qui sont d'autant plus abondantes qu'une partie viennent des quartiers élevés de la rue du Roi-Baco.

L'escalier de la ruelle Cassy se trouve dans le même état et les mêmes conditions; il demande également à être réparé à neuf avec un acqueduc souterrain; cet aqueduc ou égoût est d'autant plus nécessaire, qu'aux eaux pluviales se joignent celles d'une source permanente, comme il s'en trouve plusieurs dans cette localité, située sur une côte graniteuse, qui vient d'un puits placé dans une cour donnant sur la partie la plus élevée de cet escalier, et qui n'a pas d'autre issue pour s'échapper que de descendre sur toutes les marches. Il est composé de plusieurs palliers sur lesquels on pourrait construire de petits toucs auxquels on adapterait une grille, lesquels déverseraient, dans l'aqueduc souterrain , toutes les eaux pluviales tombant des toits des maisons qui le bordent, ce qui le mettrait constamment à sec et ôterait toute humidité aux habitations qui l'avoisinent.

Un autre escalier, celui de la ruelle d'Anguille, est également en fort mauvais état; la commission réclame pour lui des réparations identiques à celles des précédents.

URINOIRS PUBLICS.

Une des principales observations qu'a faites la commission et qu'elle s'empresse, monsieur le Maire, de vous soumettre, c'est l'absence totale d'urinoirs publics dans tout cet arrondissement, qui devrait d'autant moins en être déshérité, que ses longs quais étant fréquentés par de nombreux ouvriers qui s'y trouvent employés une.partie du jour, et par une foule de citoyens qu'y attirent leurs affaires ou le plaisir de la promenade, leur utilité s'y fait sentir d'une manière peut-être plus urgente que dans les autres arrondissements.

Il serait donc à désirer que vous en fissiez poser un certain nombre , et pour que les règles de la décence y soient observées convenablement , qu'ils soient placés autant que possible dans des endroits renfoncés ; si la localité ne le permet pas, qu'ils soient renfermés entre deux cloisons en planches d'un mètre de largeur sur deux de hauteur. Cette précaution paraît utile à la commission, et elle la verrait avec plaisir pratiquer pour tous les autres quartiers de la ville.

EAUX MÉNAGÈRES.

Une autre remarque faite par la commission , c'est

que toutes les maisons de la rue de l'Hermitage man-
quent totalement d'éviers pour l'écoulement des eaux
ménagères. Il serait nécessaire que vous prissiez des
mesures pour forcer les propriétaires à en établir. Ces
eaux, jetées de tous côtés sur la voie publique ou dans
les cours, contribuent naturellement à vicier l'air,
principalement pendant les grandes chaleurs de l'été.

PAVAGE.

Un des premiers besoins pour l'assainissement d'une
ville, est que les rues soient convenablement entre-
tenues par un bon pavage et par un écoulement bien
ordonné des eaux pluviales ; aussi la commission s'est-
elle surtout préoccupé de cette partie de son travail,
et elle s'empresse, monsieur le Maire, de mettre sous vos
yeux le nom de celles qui lui ont paru devoir fixer
votre attention. En première ligne, elle place les rues
Fabert et Chabert, ainsi que les rues Rose et Catinat,
qui sont toutes dans un état de viabilité déplorable ;
dans certaines parties, l'ancien pavé est totalement
dégradé ; dans d'autres, il n'y en a pas traces ; cependant elles sont le centre d'usines très importantes, et
par suite le passage journalier de grosses et lourdes
voitures, qui forment des ornières profondes; l'eau s'y
arrête et contribue à augmenter ces mares fangeuses,
que l'on y voit une partie de l'année, ce qui, évi-
demment, est une grande cause d'insalubrité pour les
maisons qui les entourent.

La difficulté de l'écoulement des eaux est aussi la
suite du mauvais état de ces rues. Il existe bien dans
la rue Catinat un touc surmonté d'une grille en fer,

mais il se trouve sur un point trop élevé, au lieu de l'être dans la partie la plus basse. En sorte qu'il ne reçoit qu'une portion des eaux ; il y aura lieu de le changer de position. Il y a encore dans ces rues de petits égoûts, particulièrement dans la rue Rose, qui ont une entrée sans issue, de sorte que l'eau, s'infiltrant dans les terres, contribue à augmenter l'humidité des habitations basses. Il sera donc important, lorsque l'on exécutera le pavage de ces rues, que l'on prenne les précautions nécessaires pour que les eaux qui viennent de ces différents égoûts puissent toutes se déverser dans le principal, placé naturellement dans la partie la plus basse.

La commission vous fera encore observer qu'à l'embranchement des rue Fabert et Chabert il existe un puits, dont l'eau, lui a-t-on assuré, est très potable, mais dont les habitants n'usent qu'avec ménagement, par suite d'un égoût qui reçoit les eaux sales de ces rues fangeuses, et qui se trouve placé tellement près de ce puits, qu'il est adhérent au mur de parement. Il est évident que ces eaux s'y infiltrent et doivent naturellement en altérer la pureté. Il sera convenable, lorsque vous jugerez à propos de faire procéder aux travaux de pavage, de le reporter à une distance plus éloignée, ce qui sera d'une exécution facile, sans frais considérables et sans nuire à son utilité.

RUE BIAISE.

Dans la rue Biaise, près la Fosse, les eaux pluviales séjournent dans le bas, faute d'un bon nivellement; il serait facile d'obvier à cet inconvénient en le relevant et en pratiquant une pente qui permettrait à ces eaux de se déverser dans un touc, qui se trouve placé sur un point plus élevé, vers le milieu de la rue. Cette réparation exigerait peu de frais, et préserverait, de l'humidité qui y règne, les maisons voisines.

PAVAGE DES RUES DE MISÉRI ET DE LA PIPERIE.

Entre la rue de l'Hermitage et la place des Garennes, quartier qui est appelé à prendre un jour une plus grande extension, par suite de sa proximité de l'église Sainte-Anne, se trouve la rue de Miséri, qui sert de communication entre ces deux points. La commission a pensé que cette rue, devenant de jour en jour plus importante et servant continuellement de passage aux lourdes voitures, il était à propos qu'elle fût pavée, pour éviter que les mares qui y existent déjà ne deviennent plus considérables.

Le pavage de la rue de la Piperie, qui se trouve, faute de nivellement, un véritable cloaque, est également urgent à faire, ainsi que la construction d'un égoût qui servirait en même temps à l'écoulement des eaux ménagères qui, répandues sans qu'elles trouvent d'issue, sont une cause grave d'insalubrité. La commission insiste sur la construction immédiate de cet égoût, qui lui a paru de première nécessité, et dont l'entrée serait naturellement placée dans la partie la plus basse de cette rue, qui a besoin d'un redressement total dans toute sa longueur.

PLACE DE LA BÉHINIÈRE.

Non loin de là se trouve la petite place de la Béhinière, où les eaux qui en découlent, ainsi que celles qui sortent des maisons qui la bordent, sont arrêtées par un mur servant de parapet à un passage qui descend vers la Fosse, et finissent par y former des flaques considérables, qui, en se desséchant, engendrent des miasmes dont se plaignent, avec raison, les habitants. Il s'agirait tout simplement de faire une percée à ce mur, pour livrer passage à ces eaux, qui s'échapperaient ensuite par une forte pente qui incline vers la Loire.

RUE DU ROI-BACO.

Le pavage de la rue du Roi-Baco a été fait nouvellement à neuf, mais il n'a pas été continué jusqu'à la place des Garennes. La commission trouverait utile que ce travail soit achevé, et que quelques maisons de peu de valeur, qui avancent sur la rue et sont en opposition avec l'alignement, soient abattues.

COUR GARREAU.

La cour Garreau, qui débouche sur cette rue, est pavée aux deux tiers ; mais la partie qui ne l'est pas est souvent un bourbier, par suite des eaux qui y séjournent. Il serait à désirer que le pavage de cette cour fût terminé; d'ailleurs, il est de peu d'importance. L'écoulement se ferait alors facilement et contribuerait puissamment à l'assainissement de cette impasse, où le soleil pénètre rarement.

RUELLE DES GRANDS-JARDINS.

L'écoulement facile des eaux pluviales étant un des

principaux moyens de salubrité dans ces rues étroites
où l'air pénètre difficilement , la commission s'est particulièrement attachée à porter son attention sur celles
de cette nature qui lui ont paru dans les moins bonnes
conditions : elle vous désignera entre autres la ruelle
des Grands-Jardins , dont elle désirerait que le milieu
fût pavé jusqu'à l'entrée de celle du Roi-Baco , également
celle dite petite ruelle des Grands-Jardins , dont l'é-
coulement se fait d'autant plus difficilement, qu'il existe
à sa sortie un exhaussement de terre, fait nouvellement,
qu'il est urgent de faire disparaître. Le petit chemin
du Moulin-des-Poules exige aussi un pavage ou cassis,
avec le ménagement d'une pente pour l'irrigation.

PILLEUX.

Le village de Pilleux , qui est entièrement habité par
une population pauvre , et dont la majeure partie des
maisons sont humides , par suite des contre-bas où
beaucoup se trouvent placées , demande que des pentes
bien ménagées , avec des cassis ou des pavés , puissent emporter toutes les eaux , qui se trouvent souvent
arrêtées par les sinuosités ou l'irrégularité du terrain.
Il serait à désirer qu'il entrât dans le plan de la ville
qu'une large rue fût percée du chemin de Chantenay jusqu'au pont du boulevard Saint-Aignan.

RUE LAVOISIER.

Enfin, elle réclame comme urgente le pavage (ce pavage
vient d'être fait) à neuf de la rue Lavoisier, qui, par sa position dans un quartier fréquenté, joignant la belle avenue

de Launay, au centre de nombreuses usines, doit être considérée comme assez importante pour obtenir cette réparation, quand bien même des motifs incontestables de salubrité ne viendraient pas militer en sa faveur.

QUARTIER SAINTE-ANNE.

En terminant ce rapport, la commission croit devoir vous faire observer, monsieur le Maire, que depuis que l'église Sainte-Anne a été construite et consacrée au culte, les populations tendent à s'agglomérer dans ses environs. Tous les jours on y voit s'élever de nouvelles maisons, qui ont nécessité des percés, pratiqués dans des terrains qui n'étaient autrefois que des jardins ou terres arables ; ces percés ont été négligés, et, par leur mauvais état, ressemblent beaucoup à des chemins de traverse. Il serait donc utile pour ce quartier, qui prend un développement plus considérable, qu'elles fussent toutes macadamisées, avec des pentes bien ordonnées pour l'écoulement des eaux. Sa salubrité en serait plus assurée et ne pourrait qu'être favorable à son agrandissement.

Telles sont, monsieur le Maire, les différentes observations que la commission a cru devoir vous soumettre, et qu'elle a l'espérance que vous voudrez bien prendre en considération.

V^{or} DE CORNULIER.

RAPPORT

SUR

LE TROISIÈME ARRONDISSEMENT.

Monsieur le Maire ,

La commission des logements insalubres , après avoir achevé l'exploration du troisième arrondissement de la ville de Nantes , a l'honneur de vous adresser son rapport général sur les observations, ayant trait à la salubrité publique, qu'a fait naître chez elle une visite attentive des lieux.

Cet arrondissement occupe tout l'espace compris entre la place du Commerce , la rue Contrescarpe , la place Bretagne , le quai du Marais , la place du Port-Communeau , la place Dumoustier , la rue des Carmélites , le quai du Port-Maillard et le quai Brancas. Il représente à peu près toute la partie de l'ancienne ville , construite en deça des fortifications.

Le besoin que l'on éprouvait alors de placer le plus grand nombre possible d'habitants à l'abri de toute attaque, a contraint de donner à presque toutes les rues de cet arrondissement une largeur insuffisante. Aussi, voyons-nous partout des rues extrêmement étroites, donnant accès à de petites cours, disons plutôt à des ruelles, bordées de maisons de deux et trois étages, où le soleil ne pénètre jamais, et où l'air ne se renouvelle pour ainsi dire pas.

Le troisième arrondissement se trouve placé, sous le rapport de l'aération, dans des conditions beaucoup moins favorables que les cinq autres, dans lesquels on rencontre bien des groupes de maisons assez profonds ; mais, dans leur voisinage, on trouve de nombreux jardins et des rues spacieuses qui tiennent toujours en réserve une masse d'air pur considérable.

Dans le troisième, point de jardins, point de rues spacieuses, partout des amas de maisons étroitement serrées, des rues angustiées et sinueuses, tracées sur un terrain plat, au bas des collines environnantes, qui viennent continuellement y déverser leurs eaux.

Ces graves considérations ont déterminé la commission à vous proposer l'élargissement de quelques rues, parmi les moins salubres, et le percement de quelques autres, qu'elle regarde comme indispensable à l'assainissement du quartier.

Pour les améliorations que nous allons vous demander ici, comme pour celles dont nous avons eu l'honneur de vous entretenir dans nos rapports précédents, la question d'argent sera peut-être un obstacle ; mais nous ne cessons pas d'espérer qu'il serait toujours pos-

sible d'opérer ces transformations sans de trop grands
frais pour la commune, en accordant une sorte de
prime aux propriétaires ; par exemple:

En faisant aux frais de la ville la partie du pavage
neuf qui d'ordinaire est à la charge du propriétaire,
et en l'entretenant pendant un nombre d'années déterminé ;

En accordant une somme équivalente aux droits d'oc-
troi perçus sur les matériaux employés à la construction de ces maisons ;

En un mot . en affranchissant , pendant un temps
donné, les nouvelles bâtisses de toutes les charges
urbaines ;

En donnant enfin une prime aux propriétaires qui
consentiraient à construire , dans les quartiers populeux, des maisons appropriées aux besoins des ouvriers,
d'après les indications qui leur seraient fournies par
l'administration.

D'aussi grands avantages, et la plus-value donnée
à leurs terrains , décideraient certainement un grand
nombre d'entre eux à construire, et les rendraient faciles,
dans leurs rapports avec la commune , à l'égard des
terrains qu'il lui faudrait acquérir d'eux.

Ces nouvelles voies de communication seraient un
véritable bienfait dont votre administration doterait
notre population ouvrière , et dont notre cité tout
entière lui serait reconnaissante. Notre ville est une
des plus jolies, faisons en sorte qu'elle soit aussi une
des plus saines.

Il faut, pour se faire une juste idée de la gravité
du mal, comme nous , avoir visité un à un les loge-

ments des pauvres ; il faut avoir vu ces chambres du rez-de-chaussée, basses et humides, privées d'air et de lumière, placées le plus souvent au fond d'une cour étroite et profonde, presque toujours voisines de lieux d'aisances mal construits et à moitié clos, laissant de toutes parts échapper des émanations fétides.

Au lieu de ces demeures froides et tristes, où l'air vicié n'est remplacé que très difficilement par un air altéré d'avance, nous voudrions que l'unique chambre où la famille entière de l'ouvrier passe la moitié de sa vie, reçoive une ample quantité de cet air pur dont le créateur a été si généreux envers nous ; nous voudrions que les rayons du soleil, qui ne visitaient jamais son obscure demeure, vinssent chaque jour la réchauffer et la purifier. Au lieu d'êtres souffrants et découragés, nous aurions une population mieux portante et plus propre au travail ; elle serait plus heureuse et surtout meilleure, car, rien comme le bien-être n'adoucit les mœurs.

RUE DE LA BLÉTERIE.

La rue de la Bléterie, l'une des plus anciennes de notre cité, est très-étroite et bordée de maisons de trois et quatre étages ; elle commence par une large porte charretière et finit par une sorte de couloir large de soixante centimètres, haut de deux mètres environ, formé par deux vieilles maisons en pans de bois. L'une d'elles est édifiée sur un reste de fortifications qui s'élèvent jusqu'à la naissance du premier étage. Cette maison qui, primitivement, laissait dans toute sa hauteur, entre elle et celle qui lui est

voisine , un espace de soixante centimètres environ ,
a fini peu à peu par s'incliner , au point que son mur
surplombé, est venu s'appuyer sur elle, et former ainsi
une sorte de voûte.

Cette rue, disions-nous, est très étroite et ne reçoit
qu'un volume d'air insuffisant.. Si encore il y était pur ,
s'il y était facilement renouvelé ; mais non, l'air y est
concentré, et de plus il est vicié par les gaz délétères
qui se forment dans les nombreuses flaques d'eau croupie
qu'y entretient le mauvais état du pavage.

La commission ne voit qu'un seul moyen efficace de
remédier à ce fâcheux état de choses ; c'est d'attaquer le
mal dans sa racine; il faut d'abord élargir cette rue dans sa
partie Nord, puis l'ouvrir du côté de la rue Barillerie.

RUE DU PAS-PÉRILLEUX.

Par suite de l'exhaussement de la rue de la Poissonnerie et du quai Jean-Bart, la rue du Pas-Périlleux se
trouve être en contre-bas d'un mètre environ ; elle forme
ainsi une sorte de cuvette où viennent se réunir toutes les
eaux du voisinage.

Il en résulte qu'à la suite de pluies torrentielles, le
regard placé dans la partie Ouest devient insuffisant ; cette
rue n'est bientôt plus qu'une vaste mare dont les eaux
envahissent en un instant le rez-de-chaussée des maisons
qui la bordent.

Pour hâter leur écoulement, le propriétaire de la maison n° 9 s'est vu obligé de pratiquer, dans son allée,
une ouverture toujours béante, large de quarante centimètres, qui correspond avec le touc.

Cette maison, ainsi que celles qui l'avoisinent, se trouve

donc placée entre deux foyers permanents d'infection : celui qu'une fâcheuse nécessité force à conserver dans la maison n° 9, et le regard établi sur la voie publique, qui sert en même temps de repaire à une multitude de rats qui se livrent dans le quartier à une affreuse destruction.

L'air constamment infecté n'est pas la seule cause d'insalubrité qui résulte de cet état de choses ; le séjour plus ou moins prolongé des eaux laisse encore une humidité persistante qui exerce une fâcheuse influence sur la santé.

Le nivellement de cette rue est tout-à-fait irrégulier : dans certaines parties le sol s'élève sensiblement et la pente est très raide ; dans d'autres, au contraire, il s'abaisse tout-à-coup et forme des cavités.

Le pavage est dans le plus mauvais état ; il y a même des endroits où le sol est à nu et où il s'est formé de profondes ornières, et des eaux croupies séjournent constamment dans toute la longueur d'un ruisseau entièrement défoncé.

Il semblerait, comme l'indique assez son nom, qu'à cette rue il serait attaché une sorte de fatalité ; primitivement elle n'aurait été que d'un accès difficile et périlleux ; aujourd'hui elle est encore à peu près inaccessible aux voitures, et, pour complément de disgrâces, depuis l'exhaussement des rues voisines, elle est devenue la sentine du quartier.

La commission, après avoir examiné les lieux avec la plus scrupuleuse attention, et après une discussion approfondie, a été d'avis, à l'unanimité, que la rue du Pas-Périlleux doit être nivelée avec la rue de la Poissonnerie, et le quai Jean-Bart ; elle demande en outre que, vu l'urgence, ces t. :vaux soient entrepris dans le plus bref délai.

<h2 style="text-align:center">PROPOSITION PIRONNEAU.</h2>

Il y a un an environ, M. Pironneau adressait à notre commission une proposition sur laquelle nous ne pûmes alors donner notre avis, le moment n'était pas encore venu de le faire ; nous nous bornâmes à vous remettre sa lettre.

M. Pironneau proposait à la commune d'acquérir tout le pâté de maisons compris entre la partie Est de la place du Bouffay, la rue du Petit-Bacchus, la rue du Port-Maillard et l'ancienne rue de la Monnaie, pour y construire un marché couvert.

Il alléguait, pour motifs de sa proposition, l'insalubrité de la rue du Petit-Bacchus, et la triste position des marchandes qui fréquentent le marché du Bouffay.

Comme ressources, il exposait que tous les propriétaires riverains n'hésiteraient pas à venir pécuniairement en aide à l'administration, qui donnerait à leurs propriétés une grande plus-value ; pour sa part, il offrait une somme de dix mille francs, qu'il a, croyons-nous, depuis porté à quinze.

La commission verrait avec plaisir qu'il fût donné suite à cette proposition ; elle offrirait le triple avantage :

1º D'assainir ce quartier d'une manière notable, en supprimant un groupe de maisons construites dans de fort mauvaises conditions, où le choléra a fait plusieurs victimes ;

2º De mettre à l'abri des injures de l'air de nombreuses marchandes de légumes, qui contractent souvent des maladies mortelles sur une place sans abri ;

3° Enfin son adoption permettrait de laisser libre à la circulation, les jours de marché, la partie de la place qui longe le quai.

RUE LAMBERT.

La rue Lambert, qui fait communiquer la rue du Port-Maillard avec la rue Dubois, n'est qu'une ruelle extrêmement étroite, dans sa partie Est surtout ; elle est bordée de constructions pour ainsi dire sans valeur. Son élargissement assainirait d'une manière notable les deux groupes de maisons qu'elle sépare.

La commission demande donc l'élargissement de cette rue, et, en attendant l'exécution de ces travaux, elle croit devoir vous signaler le mauvais état du pavage, qu'elle regarde comme funeste à la santé des habitants.

RUE D'ENFER.

Pour assainir d'une manière convenable les quartiers resserrés, sillonnés par des rues étroites, il faut établir de larges artères bien orientées, où rien ne fasse obstacle à la circulation de l'air. Il faut, indépendamment de leur utilité, sous le rapport de la salubrité, que ces voies de communication lient entre eux des points importants.

Une rue, dont l'élargissement est déjà commencé, se prêterait parfaitement à l'exécution d'un tel projet.

Nous voulons parler de la rue d'Enfer.

Il serait facile et à peu de frais, de la continuer à travers les terrains qui la séparent de la place Saint-Jean.

Là elle serait raccordée avec la rue Saint-Vincent, dont l'élargissement est également projeté. La rue de Briord lui servirait ensuite de prolongement.

Deux larges et longues rues, à peu près parallèles, viendraient alors envelopper tout le quartier de l'Hôtel-de-Ville et l'assainir d'une manière notable; la route de Rennes, Barbin et le marché si important du Port-Communeau seraient mis en communication directe avec le Pilory et le Port-Maillard.

RUE DU PORT-COMMUNEAU.

La partie Est de la rue du Port-Communeau est bordée de vieilles mâsures, toutes plus insalubres les unes que les autres; presque tous les rez-de-chaussée sont en contre bas du sol et très-humides; quelques uns d'entre eux sont tellement mauvais, que nous avons dû proposer leur interdiction comme logements d'habitation.

Dans quelques maisons, les lieux d'aisances sont placés sous des escaliers en bois, tout disjoints, au fond d'allées étroites, basses et profondes; il répandent à profusion dans les appartements les gaz qu'ils contiennent.

La commission insiste pour que vous fassiez les démarches les plus pressantes auprès de l'administration des ponts-et-chaussées, pour obtenir que ce pâté de maisons, qui borde la grande voirie, soit abattu prochainement et aligné suivant le plan projeté.

ABORDS DE LA NOUVELLE ÉGLISE SAINT-NICOLAS.

L'église Saint-Nicolas est depuis plusieurs années livrée au culte; cependant ses abords sont encore à peu près inaccessibles ; aussi les jours de fête ou de grandes cérémonies religieuses, l'encombrement des piétons et des voitures est tel qu'il peut en résulter de graves accidents.

Le derrière de la rue de la Clavurerie, qui borde le côté Est de l'église, se compose d'un ensemble de maisons qui, pour la plupart, menacent ruine, et qui sont de quatre à cinq mètres en contre-bas de la rue projetée. Ces habitations sont humides, infectes, et le soleil n'y pénètre pour ainsi-dire pas. Déjà, malgré le bas prix de ces locations, plusieurs d'entre elles ne sont plus occupées.

Il devient donc indispensable que la rue projetée dans cet endroit soit ouverte au plus tôt, aussi-bien dans l'intérêt des habitants que dans l'intérêt public.

ANCIENS REGARDS.

A l'angle Est de la rue de la Vieille-Monnaie et à l'extrémité Est de la petite rue du Marais, il a été récemment établi des regards à cuvettes, pour remplacer les larges ouvertures grillées par lesquelles s'écoulaient les eaux. La commission croit qu'il serait convenable de boucher ces ouvertures, devenues inutiles, pour éviter les émanations fétides qui s'en échappent constamment.

URINOIRS PUBLICS.

Il est, dans le troisième arrondissement, plusieurs rues d'une malpropreté repoussante, occasionée par les dépôts d'urines. La commission désirerait qu'il y fût établi des urinoirs.

Ces rues sont :

La rue du Bois-Tortu, au joignant de celle du Peuple;

La rue des Trois-Trompettes, près la rue de la Fosse ;

La rue de Guérande ;

La cour dite du Collége, près la rue Saint-Léonard ;

La rue de Briord, au joignant de la place du Pilory.

CHEMINS SOUTERRAINS.

Trois chemins souterrains aboutissent au bassin du canal formé par les ponts de l'Ecluse et d'Arcole. L'un d'eux est sans aucune clôture, un autre est à demi clos ; tous deux servent de lieux d'aisances aux personnes qui stationnent sur cette partie de la voie publique ; elles y pénètrent en traversant les chaloupes constamment placées au bas des cales. Ils peuvent servir parfois de refuge à des malfaiteurs poursuivis. La commission croit devoir vous les signaler et en demander la clôture mobile.

Le troisième souterrain se compose d'une suite alternative de voûtes et de cours très profondes , qui servent de réceptacle aux débris de cuisine des maisons riveraines.

C'est un coin où il est indispensable d'exercer une active surveillance.

TOUCS.

Déjà la commission vous a exprimé le vœu de voir adopter , comme mesure générale , l'emploi des fosses d'aisances imperméables , à l'exclusion des toucs actuellement existants ; elle vous a signalé d'une part les avantages qui en résulteraient pour l'agriculture , d'autre part les graves inconvénients attachés à l'état

de choses actuel. Aux considérations dont elle vous a déjà entretenu dans ses précédents rapports, nous en ajouterons d'autres tout aussi déterminantes.

Pendant les mortes eaux d'été, et notamment cette année, les toucs principaux qui desservent la plus grande partie de la ville et qui viennent se déverser dans la Loire, depuis le quai du Bouffay jusqu'au quai de la Bourse, ne sont plus submergés ; aussi, tous les gaz dont ils sont remplis viennent-ils, en abondance, se répandre dans l'air qu'ils vicient et qu'ils infectent au loin. Les habitations riveraines du fleuve deviennent alors malsaines et leur séjour est fort désagréable.

Quand l'extrémité de ces principaux toucs est bouchée par les eaux du fleuve, les gaz, ne trouvant plus d'issue, sont forcés de prendre une autre direction ; ils se dispersent alors par toutes les ouvertures qu'ils trouvent, soit dans les cours, soit dans l'intérieur des maisons. Ils entretiennent partout sur leur passage de dangereux foyers d'infection. Leur action est encore tellement énergique, qu'ils noircissent, même dans les appartements, les objets en cuivre ou en or.

Ces nouveaux motifs viennent corroborer l'opinion de la commission et l'engager à insister de nouveau auprès de vous, monsieur le Maire, pour que ses vœux soient pris en sérieuse considération.

Nous terminons notre rapport en vous engageant à prier MM. les commissaires de police de veiller à la rigoureuse exécution de l'arrêté qui veut que chaque habitation soit pourvue de lieux d'aisances. Nous avons remarqué, dans les faubourgs surtout, un grand nombre

de maisons qui n'en ont point, et dont les habitants sont contraints de porter sur la rue ce qu'ils devraient vider dans les fosses.

En général, les lieux d'aisances sont fort mal construits; ils sont fréquemment placés dans les endroits où il convient le moins de les établir. Nous avons vu, chose pénible à dire, un siége communiquant à la rivière, établi sans aucune clôture, au milieu d'une chambre habitée par toute une famille.

Ne serait-il pas possible d'y remédier, en arrêtant qu'à l'avenir ils seront construits avec l'autorisation et sous la surveillance de l'administration.

———

Malgré tout le désir que nous aurions de voir exécuter prochainement les améliorations que nous venons de vous signaler, nous savons que les ressources de la commune ne lui permettent pas d'entreprendre simultanément d'aussi grands travaux; cependant, monsieur le Maire, nous qui connaissons votre vive sollicitude pour vos administrés ; nous espérons, qu'aidé du concours éclairé du Conseil Municipal, vous presserez l'exécution de ceux de ces travaux que vous croirez le plus opportuns.

Veuillez agréez, monsieur le Maire, l'assurance de la considération distinguée de votre tout dévoué serviteur.

Nantes, le 28 octobre 1851.

VINCENT FOREST.

RAPPORT

SUR

LE DEUXIÈME ARRONDISSEMENT.

Monsieur le Maire ,

La commission, dans ses cinq précédents rapports généraux, vous a déjà exposé suffisamment, et se borne à les rappeler en tête de ce sixième et dernier rapport, ses observations, ses opinions, ses propositions et ses vœux relatifs à l'assainissement en masse des logements de notre cité, savoir (1) :

1° L'élargissement et la rectification de certaines rues existantes, le percement de rues nouvelles, la prescrip-

---

(1) Nous signalerons ici comme document utile à consulter, le rapport du 23 septembre 1850, de la société des architectes de Paris, sur les logements insalubres.

tion d'un rapport convenable entre la largeur des rues et la hauteur des maisons ;

2° La bonne confection du pavage (avec les cassis, caniveaux, bouches d'égoût nécessaires) de la voie publique et des terrains particuliers qui y versent leurs eaux ménagères ; leur répurgation et nettoyage fréquents et réguliers.

3° La suppression des eaux croupissantes, des humidités et des infiltrations fâcheuses pour les habitations et les puits.

L'organisation d'un système général de canaux et d'égouts souterrains recevant et écoulant convenablement les eaux pluviales, ménagères et autres ;

4° L'expulsion rapide des gaz dangereux, dont on ne pourrait prévenir la formation ;

Un mode satisfaisant de construction et de vidange des fosses d'aisances.

5° L'établissement de pompes, de lavoirs et de bains publics, froids et chauds ;

6° Enfin la création économique de maisons bien appropriées au logement des ouvriers pauvres.

Vivement occupée de la santé publique, dans ses rapports avec l'état des localités, la Commission dut naturellement remarquer, en ses investigations, les diverses causes, les nombreux objets qui, sur les voies publiques (ou très fréquentées) menacent, exposent notablement la sûreté des personnes, savoir : ces vicieux états de lieux stygmatisés par les qualifications de casse-cous, pas périlleux, etc.; les achoppements, les obstacles, etc. Elle ne croit pas hors de propos de les signaler à votre sollicitude, ici en général, comme elle l'a fait en détail sur place, à chacun de Messieurs les Commissaires respectifs de police qui l'accompagnaient dans le cours de ses opérations ;

Ce sont d'abord (en certains points des rues et ruelles, des quais, des promenades et des passages fréquentés) des bords de terrasses, de terre-pleins, de plate-formes, de trottoirs, sans garde-fous ou appuis pour les passants; bien qu'ils soient en contre-haut (d'un ou plusieurs pieds) du sol inférieur adjacent; puis des trous, des ressauts, de brusques et fortes pentes du sol; des bornes (chasse-roue) mal placées ; des heurtoirs de barrière ou de portails trop saillants au dessus du sol ; des défilés angustiés manquant d'espace ou de clarté, la nuit surtout ; des baies de porte beaucoup trop basses (souvent par suite de l'exhaussement récent du sol); enfin, des escaliers vicieux d'origine ou tout délabrés , ceux des entrées de cave particulièrement.

Ces causes d'accidents , de chute , de heurt , de choc ou de glissement, peuvent occasioner de graves blessures et même la mort des individus. C'est donc, il semble, un devoir de l'autorité locale de chercher à les faire disparaître, moyennant des garde-corps, des aplanissements du sol, des dégagements, des mises en bon état, et l'éclairage enfin des passages souvent très obscurs, quoiqu'assez fréquentés, même le soir. (1)

Quant à la salubrité, le 2ᵐᵉ arrondissement de la ville de Nantes est heureusement situé ;

---

(1) La Commission ayant usé, à l'égard des propriétaires du 2ᵉ arrondissement, des mêmes procédés attentifs et bienveillants que pour ceux des cinq autres, a trouvé chez eux les mêmes bonnes dispositions en sa faveur qui l'avaient partout accueillie.

Au Nord, il confine au bassin de l'Erdre; au Sud, à celui de la Loire; à l'Ouest, il ne descend pas jusqu'au terrain bas, autrefois marécageux, qui se trouve en amont, au confluent de ces deux rivières, vers lesquelles il incline par des pentes propices à l'écoulement des eaux.

La direction des principales rues, celle du N.-E., est favorable au renouvellement de l'air, et à l'insolation. L'exhaussement progressif du sol des anciens marais mouillés de Saint-André, et l'exécution des rues projetées là par la mairie, assainiront bientôt complétement, on l'espère, l'étroit espace qu'ils occupent. Il va sans dire qu'on exhaussera, aux premières circonstances favorables, les parties du sol de la rue de Richeboug, qu'inondent les hautes crues de la Loire. Enfin, la nature du sous-sol du deuxième arrondissement n'altére pas les eaux de source qui, à peu de profondeur, y abondent.

Les maisons y sont en général peu élevées, un grand nombre d'entre elles bien et largement disposées ; il s'y mêle peu d'usines et de fabriques.

Cet arrondissement jouit d'ailleurs de vastes espaces libres, tant publics que privés, occupés par des places, des promenades et des jardins. Cependant, il est loin de posséder tous les avantages sagement désirables ;

Nous allons exposer, en procédant de l'Est à l'Ouest et du Nord au Midi, ceux qu'il y aurait lieu de lui procurer successivement.

ELARGISSEMENT ET REDRESSEMENT DES RUES.

Presque toutes les rues, sauf celle dite du Département, sont beaucoup trop étroites.

AMÉLIORATION DU PAVÉ.

La rue Saint-Clément, continuant la route de Paris, celle de Richebourg longeant le quai, seul débouché de la gare du chemin de fer, et spécialement celles de l'ancienne ville (1), qui sont d'ailleurs, en partie, tortueuses, déclives, très mal pavées, et présentent des maisons à trois et quatre étages. Leur voisinage de la Préfecture, de la Mairie, de la Cathédrale, du Château, de l'hôtel du lieutenant-général et d'un quartier d'habitants ayant équipage, y appelle la circulation des voitures La circulation charretière tend d'ailleurs à augmenter sur la ligne qui mène directement du Port-Maillard au Port-Communeau, savoir : celle des rues de Briord, de Saint-Vincent, Saint-Jean et des Pénitentes, rues qu'a déjà proposé d'élargir le rapport sur le troisième arrondissement.

D'après la vieille maxime d'édilité : « De grands vides « près des grands pleins, et des lieux où beaucoup de « gens affluent ensemble, » on doit vivement souhaiter les élargissements et percements de rues, projetés par la voirie urbaine, aux approches des églises de Saint-Donatien, de Saint-Clément, des anciens Minimes, de Saint-Pierre, de la place Dumoustier, extrêmement encombrée les jours de marché, et de la rue du Moulin, qui va directement de l'Hôtel-de-Ville à l'église de Sainte-Croix et au grand marché du Bouffay.

---

(1) La rue Saint-Laurent entr'autres, où l'on dénonce de dangereuses pierres, chasse-roues, est dans un état tel que son détestable pavé, baigné d'eaux ménagères, en fait souvent un cloaque glissant, où l'on patauge en courant risque de tomber.

PERCEMENT DE RUES NOUVELLES.

En fait de percements hygiéniques de certaines localités, nous présenterons d'abord celui d'une rue, allant de la petite rue Saint-André à la rue Sully, parallèle à peu près à la rue Saint-Clément, et distante d'elle de façon à couper la multitude de ruelles et de petites cours (manquant d'air et de moyens convenables d'évacuer les eaux ménagères) qui rendent les habitations du côté Nord de cette rue Saint-Clément, en général les plus insalubres de tout le deuxième arrondissement.

2° En second lieu, l'ouverture d'une rue à l'Est de l'ancienne église des Minimes, et faisant suite à la ruelle Rabelais, qui, selon des explications données ailleurs par le rapporteur, procurerait, à bien peu de frais. entr'autres avantages, une très utile communication de la rue du Collège au quai de Richebourg, et hâterait probablement l'important élargissement de ladite ruelle et de celle qui la suit ;

3° L'ouverture, adoptée récemment par le conseil muni. cipal, de la large rue allant de la cathédrale à la mairie ;

4° Enfin, celle qui, faisant suite à la rue Prémion et coupant vers son milieu la rue des Carmélites, aboutirait à l'endroit où se rencontrent la Haute Grande-Rue, la rue de Briord et la place du Pilory.

Les habitations des nombreux indigents, en partie bas-bretons, qui peuplent une portion des rues Saint-André, Saint-Clément, de Richebourg et des ruelles y aboutissant, sont dans des conditions analogues à celles (plusieurs fois décrites aux rapports pécédents, des rues de Saint-Similien, du Marchix, du Roi-Baco, etc. Quant au manque extérieur et intérieur d'espace libre, d'aérage, de siccité, d'insolation, de latrines sortables, d'eaux de lavage, et enfin de bon pavage avec des cassis, caniveaux et canaux souterrains convenables pour l'écoulement des eaux pluviales et ménagères ; le tout aggravé par les habitudes personnelles de négligence et de malpropreté.

Nous devons donc renvoyer aux divers moyens déjà proposés par nous, adoptés et appliqués par l'administration municipale, pour substituer à ces déplorables conditions celles que réclame la salubrité.

Insistons pourtant sur l'urgence de purger les étroites rues du deuxième arrondissement en général, des eaux ménagères et d'écurie qui s'y répandent abondamment, faute d'égoûts souterrains pour les recevoir.

N'est-ce pas un des objets les plus dignes de la solicitude municipale que :

1° L'exécution d'un système complet d'égoûts (1),

---

(1) L'architecte-voyer de la ville, dit-on, en a dressé le projet, dont la dépense excède 1,000,000 fr. Nous croyons que la première opération à faire pour se procurer le plan, si désirable, de l'ensemble des toucs et égoûts publics et privés de la ville, serait de charger MM. les Commissaires de police d'une enquête spéciale en chaque maison de leurs quartiers respectifs, près des constructeurs, des propriétaires et des locataires, pour recueillir, par écrit, l'indication, plus ou moins exacte, de tous les canaux souterrains existants aujourd'hui. Les résultats de cette enquête, reçus par l'architecte-voyer, il serait à même de rectifier et compléter le plan général qu'il aurait établi d'abord sur ces documents, en profitant de chaque occasion offerte, ou saisie par ses agents, pour visiter, repérer, niveller et mesurer les diverses parties de ses ramifications souterraines.

moyennant l'allocation annuelle d'un fonds spécial appliqué à une série de travaux , entrepris selon leur ordre d'utilité ou de convenance ?

2° L'amélioration des latrines , communes seulement à quelques familles d'ouvriers habitant la même maison, est aussi d'une notable importance , attendu leurs désolantes conditions actuelles en général.

Elles doivent , quant au maintien de la propreté, se distinguer tant de celles réservées à une seule famille, que de celles ouvertes à tout venant. Pour elles, le nombre borné des usagers , les égards naturels entre voisins , permettent d'espérer, plus ou moins tôt, des soins suffisants de décence, d'ordre et de propreté. L'administration ne pourrait-elle pas créer des modèles économiques de ces latrines, en recommander l'imitation aux propriétaires, aux constructeurs, et même aider ceux-ci, au début, dans les frais de reconstruction ?

Les emplacements, les portes, fenêtres-évents de ces latrines modèles, satisferaient à la décence, au besoin de clarté , au maintien de la pureté de l'air ambiant. La capacité en serait restreinte au nécessaire; le siège, le sol et les parois construits sans bois, en matériaux durs et lisses , pour en faciliter le nettoyage et le lavage ; les parois plutôt un peu en surplomb qu'évasés, de formes arrondies plutôt qu'anguleuses.

Le réceptacle des matières fécales, fosses mobiles ou non , bien étanché, pourrait se fermer hermétiquement et se vider (1) sans inconvénient , moyennant ,

---

(1) Une réforme complète , à l'égard des vidanges en général, à Nantes , a été instamment réclamée dans le rapport de la commission sur le premier arrondissement.

entre autres dispositions , la séparation des solides et des liquides.

Nous comptons sur la prochaine réalisation des promesses itératives qu'a bien voulu nous faire M. le Maire de munir d'urinoirs le cours Saint-Pierre , lieu des revues et des fréquents exercices de la troupe , afin d'y parer à certaines habitudes cyniques qui vont se multipliant, même chez les hommes de la classe éduquée.

A la faveur des murs de soutènement des terrasses, il est aisé d'en créer là d'exempts de reproches.

Terminons en rappelant que les divers éléments de la salubrité se favorisent l'un l'autre , savoir : la propreté des personnes , celle des vêtements , des ustensiles , des logements et des lieux en commun service, et qu'enfin le culte de la propreté est un point d'éducation publique.

Nantes , le 28 novembre 1851.

MARION DE BEAULIEU.

RAPPORT

SUR

LES IMMIGRATIONS BRETONNES.

DANS LA VILLE DE NANTES.

———⧁●●●⧀———

Monsieur le maire ,

Dans son rapport du 11 janvier dernier, la commission pour l'assainissement des logements insalubres vous signalait ce fait : que l'insalubrité des logements, dont la raison principale était la malpropreté, avait souvent pour cause première des habitudes de malpropreté, invétérées chez les personnes. Elle vous disait que cette malpropreté personnelle est, de plus, un agent incessant d'affaissement moral et de démoralisation qu'il importe de combattre activement; et parmi les mesures les plus efficaces, elle vous indiquait la propagation des bains et lavoirs publics, qui ont obtenu un succès si remarquable à Londres et qui paraissent devoir réussir à Rouen de la même manière.

Nous avons la conviction qu'il est possible, avec une

ferme volonté et beaucoup de persévérance, de faire pénétrer les améliorations nécessaires dans les classes malheureuses de notre cité ; mais, nous devons le reconnaître, nos espérances se décourageraient, si les quartiers misérables , dont nous poursuivons l'assainissement , devaient être régulièrement infectés, le mot n'est pas trop fort, par ces invasions de mendiants qui nous viennent des campagnes de la Bretagne.

Ces populations, étrangères à notre département, chez lesquelles la malpropreté la plus repoussante est une seconde nature, et dont la dégradation morale est descendue à un niveau effrayant, viennent périodiquement encombrer nos quartiers les plus pauvres et les plus insalubres. Elles recherchent et n'obtiennent qu'à des prix élevés, en raison de leur insolvabilité même, des logements où le devoir de l'administration ne lui permet pas de tolérer la présence d'êtres humains. Ce sont généralement des réduits ou hangars, n'ayant d'autre ouverture qu'une porte pour donner accès à l'air et à la lumière ; dont le sol est une boue permanente, entretenue par l'humidité qui suinte des murs et du toit; sol sur lequel repose l'unique couchette des habitants, un amas de paille recouvert de quelques guenilles fétides. Aussi, une bonne partie des interdictions que nous vous avons demandé de prononcer s'appliquent-elles aux logements de cette catégorie, d'habitants.

Lorsqu'ils parviennent à occuper des habitations qui ne sont pas, par elles-mêmes, dans des conditions d'insalubrité, leurs habitudes d'une malpropreté hideuse, sur la personne, les vêtements, dans toutes les fonctions usuelles de la vie, ne tardent pas à y créer une insalubrité intérieure grave. Ajoutons que la plupart de ces malheureux ne comprennent que le bas-breton, et qu'il est presqu'impossible aux agents de l'autorité de s'en faire comprendre.

Nous ne saurions trop insister sur ce point, monsieur le Maire; chacun de leurs séjours est une véritable infection des habitations, qui doit paralyser tous nos efforts et les vôtres, si on n'apporte un remède énergique à ce fléau. Car c'est un véritable fléau, une plaie déplorable que la présence, parmi nos populations, de ces pauvres gens, dont la dégradation morale égale la dégradation physique.

Parmi les nombreux faits qui ont affecté profondément la commission, quelques-uns suffiraient pour justifier une pareille appréciation.

Ainsi, un hangar sans fenêtre, dont le sol et les murs étaient pour ainsi dire putréfiés, était occupé par deux jeunes filles, deux sœurs, toutes deux mères, ne comprenant pas un mot de français et n'ayant d'autres moyens d'existence, pour elles deux et trois enfants, que la plus abjecte et la plus misérable prostitution.

Dans d'autres taudis non moins hideux, nous trouvons père, mère, enfants, ne comprenant également que le bas-breton, sans autre mobilier qu'un monceau de paille, sans autre ressource que la mendicité. Puis, quand ils ont obtenu quelques monnaies de la charité privée, le père et souvent la mère se hâtent de se plonger dans une affreuse ivresse d'eau-de-vie et scandalisent ensuite le voisinage par des luttes féroces et des actes d'immoralité révoltante. Les archives judiciaires révéleraient qu'ils entrent pour les trois quarts dans la population qui alimente les bancs des tribunaux de police. — En général, ces ménages sont encombrés d'enfants dont l'aspect est nâvrant.

Nous croyons fermement, monsieur le Maire, que l'administration doit se préocuper sérieusement d'un pareil état de choses. Les mesures tendant à arrêter l'envahissement du mal seraient non moins dans l'intérêt de la population de notre ville que dans le véritable intérêt de ces infortunés.

L'intérêt de la commune est évident. Ces hordes nomades, à raison des conditions hygiéniques où elles vivent, sont une charge pesante pour ses hôpitaux. Elles entretiennent dans nos murs le fléau de la mendicité et rendent stériles les efforts et les sacrifices de l'administration pour le faire disparaître ; ou bien, elles font une concurrence désastreuse à notre population ouvrière dans la recherche du travail. Enfin, elles démoralisent cette même population par l'incessant spectacle de la dégradation la plus infime.

Si la présence de ces malheureux, dans nos murs, apportait une amélioration à leur sort, nous n'aurions pas le courage de demander qu'ils en soient écartés ; bien des considérations peuvent se taire devant un soulagement réel de pareilles misères. Ils ont, comme tous les citoyens, droit à la liberté de choisir leur résidence sur le sol du pays. Mais si cette liberté souffre des restrictions nécessaires, dans l'intérêt de la société, ce principe de restriction peut-être d'autant mieux invoqué, quand il se trouve d'accord avec l'intérêt sainement compris de ceux contre qui l'application en est demandée. Or, il n'est pas douteux que ce ne soit ici le cas. C'est la misère qu'ils fuient en abandonnant leurs campagnes pour se jeter dans nos villes; mais ils ne font que changer de misère et aggraver leur triste condition.

La plupart ne comprennent ou ne parlent que leur patois breton : ils sont donc dans l'impossibilité de pouvoir s'employer utilement, sauf le cas exceptionnel de grands travaux de terrassement. La charité publique ne leur est pas accessible, parce qu'elle n'est acquise qu'à certaine condition de domicile ; leur seule ressource est la charité privée, c'est-à-dire son exploitation par la mendicité. Logés comme nous l'avons fait connaître, ils sont victimes de nombreuses causes d'insalubrité qui sévissent tout autrement dans les réduits malsains de nos mauvais quartiers que dans les huttes des campagnes. — Enfin, ils ont, outre la tentation, toute facilité, dans une grande ville, de s'abandonner à tous les vices auxquels les laisse en pâture l'absence du sens moral, à peu près étouffé chez eux, si jamais il y a été développé.

Nous pensons, qu'à tous égards, il importe que cette facilité de quitter les campagnes pour venir croupir dans la misère d'une grande cité comme la nôtre, soit refusée à ces populations. L'administration doit les retenir dans les campagnes ; c'est là qu'elle doit s'occuper de venir en aide à leur misère. Elles y seront toujours plus à la portée d'un travail utile, qui leur fait, d'ailleurs, complétement défaut dans les villes. Elles y seront aussi, près du pasteur de leurs paroisses, à la portée des enseignements de la religion et de la morale, dont elles n'ont pas moins besoin que de pain.

Que le gouvernement, pour arriver à ce but, agisse sur leurs communes. Il le peut, il le doit ; car en les laissant venir ainsi s'engloutir dans cette fange qu'ils entretiennent dans nos cités, le gouvernement est coupable contre la société, coupable contre ces malheureux. Ce n'est point d'ailleurs au travail industriel qu'il faut demander des ressources contre ces misères, c'est au travail agricole. Le premier est limité, le second peut être illimité devant le vaste champ du développement de la consommation. Celui-ci est, de plus, par lui-même, un agent de moralisation. Or, quand il s'agit de développer, de féconder le travail agricole, nous sommes de ceux qui croyons que vouloir, c'est pouvoir. — Le tout est de savoir vouloir.

Ces considérations, Monsieur le maire, sont sans doute d'une compétence plus élevée que la nôtre ; mais nous avons dû les indiquer à la justification de la mesure que nous provoquons.

Nous pensons, monsieur le Maire, que l'intérêt de la population que vous administrez exige que vous concertiez à cet égard avec M le préfet, et dans le cas où ce magistrat n'aurait pas les moyens d'action suffisants, que vous les réclamiez d'accord près du gouvernement. — Car, il est urgent de porter le fer dans une plaie dont nous étions loin de soupçonner la gravité et l'étendue avant qu'elles ne se fussent révélées à nous, dans la visite minutieuse que nous faisons de tous les logements pauvres de la ville de Nantes.

Nantes, 25 avril 1851.

Le vice-président de la commission,

A. CHÉROT.

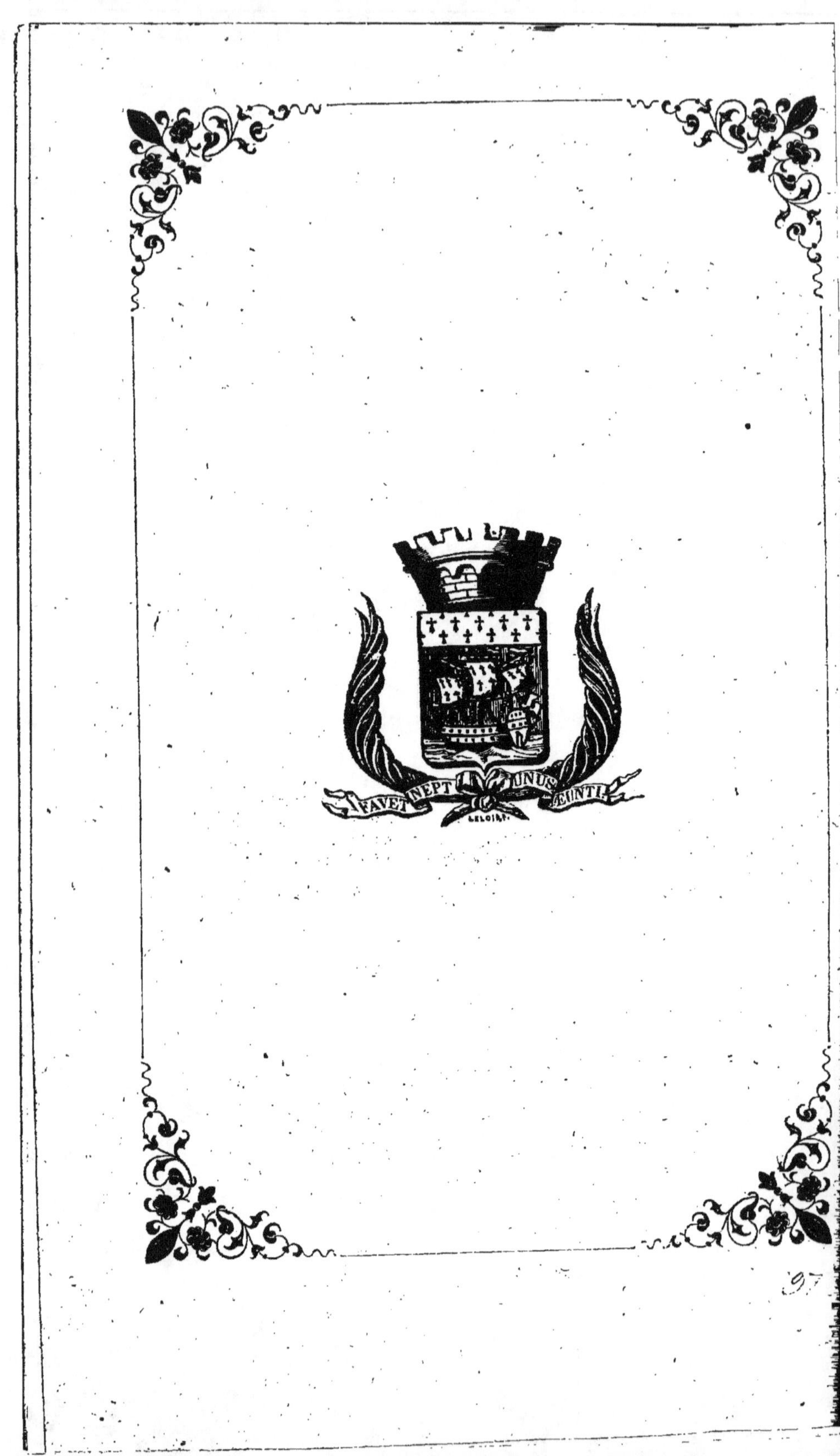

FAVET NEPTUNUS EUNTI
LELOIR.

www.ingramcontent.com/pod-product-compliance
Lightning Source LLC
Chambersburg PA
CBHW061356060726
47597CB00003B/886